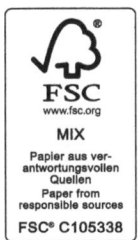

Verlag: BoD • Books on Demand GmbH, In de Tarpen 42, 22848 Norderstedt
Druck: Libri Plureos GmbH, Friedensallee 273, 22763 Hamburg
ISBN: 978-3-7597-5968-9

Haftungsausschluss

Jegliche Anwendungen, die auf Informationen in diesem Buch basieren, geschehen auf eigene Gefahr. Der Autor haftet nicht für Schäden die durch Anwendungen aufgrund der Informationen dieses Buches entstehen oder entstanden sind und gibt auch keine Heilversprechen! Es wird empfohlen bei gesundheitlichen Problemen immer einen Arzt und/oder Heilpraktiker aufzusuchen. Der Autor hat mit bestem Gewissen und Sorgfalt die Informationen zusammengetragen. Auf Richtigkeit wird keine Garantie übernommen. Ebenso übernimmt der Autor keine Haftung für den Inhalt verlinkter Internetseiten oder anderer Quellen.

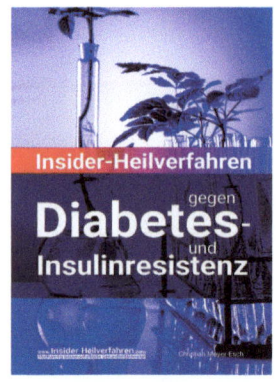
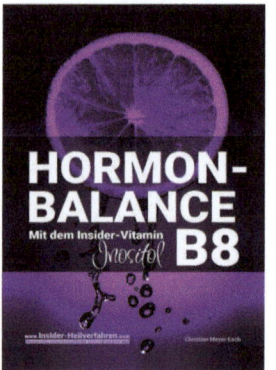
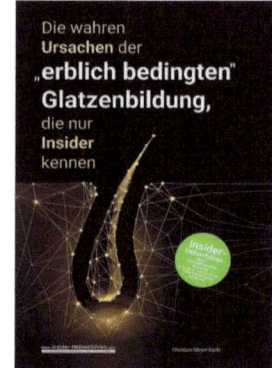
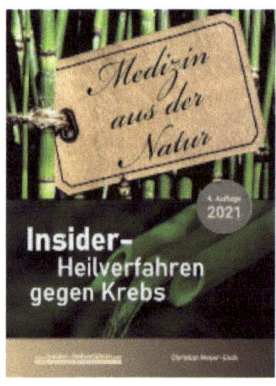
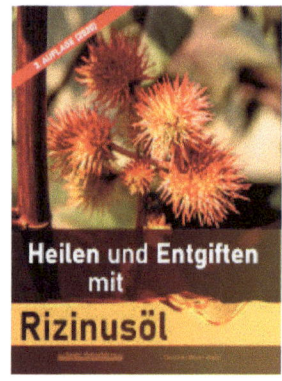
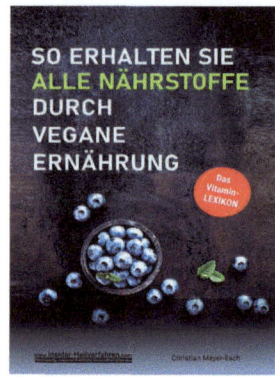
So schützen Sie sich vor Herzinfarkt,
Schlaganfall und Thrombose

INHALTSVERZEICHNIS

1

Einführung
Herzinfarkt, Schlaganfall und Thrombosen: Was ist das? ▸ 5
Diagnostik: Wie es um Ihre Blutgefäße bestellt ist ▸ 8
Wichtige Blutwerte ▸ 9

2

**Wie Herzinfarkt, Schlaganfall
und Thrombosen entstehen** ▸ 12

3

**So schützen Sie sich vor Herzinfarkten,
Schlaganfällen und Thrombosen** ▸ 46

4

Obligatorisches
Studien- und Quellverzeichnis ▸ 125
Bildnachweise ▸ 151
Impressum ▸ 151
Weitere Bücher ▸ 152

Kapitel 1: Einführung

Herzinfarkt, Schlaganfall und Thrombosen: Was ist das?

Herzinfarkt, Schlaganfall und Thrombosen sind ernste medizinische Zustände, die durch Probleme im Blutkreislaufsystem verursacht werden. **Ein Herzinfarkt tritt auf, wenn der Blutfluss zu einem Teil des Herzens blockiert ist, meistens durch eine Verengung oder den Verschluss der Herzkranzgefäße.** Diese Blockierung führt zu einer Minderversorgung des Herzmuskels mit Sauerstoff und Nährstoffen, was zu Gewebeschäden oder - absterben führt.

Ein **Schlaganfall** ist ähnlich, jedoch betrifft er das Gehirn. Er kann entweder durch eine Blockierung der Blutgefäße im Gehirn (ischämischer Schlaganfall) oder durch das Platzen eines Blutgefäßes (hämorrhagischer Schlaganfall) verursacht werden. In beiden Fällen wird das Gehirngewebe geschädigt, was zu neurologischen Ausfällen führen kann, je nachdem, welcher Teil des Gehirns betroffen ist.

Thrombosen sind Blutgerinnsel, die sich in einem Blutgefäß bilden und den Blutfluss behindern können. Wenn sich eine Thrombose in einer tiefen Vene, meist in den Beinen, bildet, spricht man von einer tiefen Venenthrombose. Löst sich ein Teil dieses Gerinnsels und wandert in die Lunge, kann es zu einer **Lungenembolie** führen, was ebenfalls lebensbedrohlich ist.

Diese drei Zustände haben gemeinsame Ursachen und Risikofaktoren. Zu den wichtigsten gehören:

Arteriosklerose: Die Ansammlung von Fett, Cholesterin, Kalk und Fibrose in den Arterienwänden kann diese verhärten und verengen, was den Blutfluss behindert. Atherosklerose ist ein Hauptrisikofaktor für Herzinfarkte und ischämische Schlaganfälle.

Bluthochdruck (Hypertonie):
Ein hoher Blutdruck belastet die Blutgefäße und kann zur Schädigung der Arterien führen, was das Risiko für Herzinfarkte, Schlaganfälle und Thrombosen erhöht.

Hoher Cholesterinspiegel:
Ein hoher Anteil von LDL-Cholesterin (schlechtes Cholesterin) kann zur Bildung von Plaques in den Arterien führen.

Rauchen:
Rauchen schädigt die Blutgefäße, erhöht den Blutdruck und fördert die Atherosklerose.

Diabetes:
Menschen mit Diabetes haben ein höheres Risiko für Atherosklerose und andere Herz-Kreislauf-Erkrankungen.

Fettleibigkeit:
Übergewicht belastet das Herz und die Blutgefäße zusätzlich und erhöht das Risiko für die oben genannten Erkrankungen.

70-jährige haben 40-60% weniger Durchblutung gegenüber 20-jährigen:

Die Hautdurchblutung im Deltamuskelbereich von 65 Männern wurde mit der Xenon-133-Clearance-Methode gemessen. Bei der Untersuchung der Korrelation von Alter, Gesamtcholesterin und systolischem Blutdruck mit der Hautdurchblutung wurden die folgenden Ergebnisse erzielt: **Die Hautdurchblutung nahm mit zunehmendem Alter deutlich ab.** Bei der Berechnung der Hautdurchblutung im Alter von 20 und 70 Jahren anhand der Regressionsgeraden zwischen Hautdurchblutung und Alter wurde geschätzt, dass die **Hautdurchblutung im Alter von 70 Jahren auf 40 % derjenigen im Alter von 20 Jahren abnahm.** Die Hautdurchblutung nahm mit dem Anstieg des Gesamtcholesterins und des systolischen Blutdrucks deutlich ab. Die Hautdurchblutung zeigte die engste Korrelation mit dem Alter, gefolgt von Gesamtcholesterin und systolischem Blutdruck, die eine schwache Korrelation zeigten. Es wird auch geschätzt, dass die Wundheilung bei älteren Patienten aufgrund der Durchblutungsstörung verzögert ist *(99)*. Eine andere Studie *(100)*, kam sogar zu dem Schluss, dass ältere Menschen sogar eine **61,8% geringere Durchblutung** in der Haut haben.

Die schlechte Durchblutung im Alter in Kombination mit chronischen Entzündungen ist die Hauptursache für Herzinfarkte, Schlaganfälle und Thrombosen.

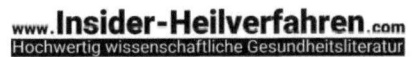

Diagnostik: Wie es um Ihre Blutgefäße bestellt ist

Um das Risiko für Herzinfarkt, Schlaganfall und Thrombosen zu verstehen, ist es wichtig, zu wissen, wie es um Ihre Blutgefäße bestellt ist. Blutgefäße spielen eine entscheidende Rolle in unserem Kreislaufsystem, indem sie Sauerstoff und Nährstoffe zu den verschiedenen Geweben und Organen transportieren. Eine schlechte Durchblutung kann auf ernsthafte Probleme hinweisen und das Risiko für lebensbedrohliche Zustände erhöhen.

Arteriosklerose kann durch eine **Augenhintergrunduntersuchung** beim Augenarzt *(die Netzhautgefäße der Augen erlauben Rückschlüsse über die gesamte Gefäßsituation des Körpers)* diagnostiziert werden.

Oder:

Mit der Untersuchung der Halsschlagader mittels Ultraschall **(Carotis-Doppler)** lassen sich die Blutgefäße ebenso beurteilen. Aus der Beschaffenheit großer Arterien wie der Halsschlagader können Rückschlüsse auf die Durchblutungssituation, u.a. von Herz und Gehirn gezogen werden. Was jedoch schwer zu diagnostizieren sind, sind Ablagerungen in den feinen Kapillargefäßen. Diese sind so winzig klein, dass gerade mal die Blutkörperchen (Blutzellen) hindurch passen. Schon bei den kleinsten Ablagerungen werden sie verengt und können ihrer Aufgabe nicht mehr gerecht werden.

Wichtige Blutwerte
Erkennen Sie Ihr Risiko für Herzinfarkt, Schlaganfall und Thrombosen

Parameter:	Sollwert:	Warum der Wert wichtig ist:
Histamin	<1 ng/mL	Neueste Studien zeigen einen Zusammenhang zwischen hohen Histamin-Spiegeln und Arteriosklerose.
Gesamt-cholesterin	Bis 200 mg/dl	Mit Cholesterin dichtet der Körper kaputte Gefäße ab. Ein hoher Cholesterinspiegel bedeutet, dass viele Gefäße repariert werden müssen.
HDL-Cholesterin	Mindestens 45 mg/dl	So genanntes „gutes" Cholesterin. Dieser Wert sollte möglichst hoch sein.
LDL-Cholesterin	Bis 130 mg/dl	So genanntes „schlechtes" Cholesterin. Dieser Wert sollte möglichst niedrig sein.
Triglyceride	Unter 200 mg/dl	Sind Neutralfette. Zu hohe Fette im Blut verstopfen die Gefäße und verschlechtern die Durchblutung.
Lipoprotein A	unter 30 mg/dl	Lipoprotein A ist eine spezifische Form von Lipoprotein, die aus einem LDL-Partikel und einem Glykoprotein, Apolipoprotein(a), besteht und an der Entstehung von Herz-Kreislauf-Erkrankungen beteiligt sein kann.
Calcium	2,09 – 2,54 mmol/l	Ein erhöhter Calciumspiegel im Blut ist mit Arterienverkalkung assoziiert

Parameter:	Sollwert:	Warum der Wert wichtig ist:
Phosphat	0,84 – 1,45 mmol/l	Ein erhöhter Phosphatspiegel im Blut ist mit Arterienverkalkung assoziiert
Homocystein	unter 5 mcmol/l	Homocystein ist eine Aminosäure, die im Körper durch den Abbau von Methionin entsteht und bei erhöhten Spiegeln mit einem erhöhten Risiko für Herz-Kreislauf-Erkrankungen in Verbindung gebracht wird.
Fibrinogen	1,8 - 3,5 g/l	Fibrinogen ist ein Protein, das an der Bildung von Blutgerinnseln beteiligt ist und bei hohen Spiegeln das Risiko für Arteriosklerose erhöhen kann.
Magnesium	0,8 - 1,1 mmol/l.	Magnesium spielt eine Rolle bei der Regulation von Blutdruck, Entzündungen und Verkalkung, was dazu beitragen kann, Arteriosklerose zu reduzieren.
HbA1c	Unter 5,7%	HbA1c ist ein Maß für den durchschnittlichen Blutzuckerspiegel über einen Zeitraum von etwa drei Monaten und erhöhte Werte können das Risiko für Arteriosklerose und kardiovaskuläre Erkrankungen erhöhen.
Freie Radikale (Malon-dialdehyd)	Urintest	Malondialdehyd ist ein Biomarker für oxidativen Stress und Lipidperoxidation, der mit der Entstehung und Progression von Arteriosklerose in Verbindung gebracht wird.

Parameter:	Sollwert:	Warum der Wert wichtig ist:
Blutdruck	Bis 120 / 80 (systolisch / diastolisch)	Ein kontrollierter Blutdruck ist entscheidend, da hoher Blutdruck ein Hauptfaktor für Arteriosklerose ist, der die Gefäßwände schädigt und das Risiko für Herz-Kreislauf-Erkrankungen erhöht.
Hämatokrit	Männer 36 – 48%, Frauen 35 – 45%	Der Hämatokrit, das Verhältnis der zellulären Bestandteile des Blutes zum Gesamtblutvolumen, ist wichtig, da erhöhte Werte das Risiko für Arteriosklerose erhöhen können, indem sie die Viskosität des Blutes erhöhen und den Blutfluss behindern.
Hoch sensitives C-reaktives Protein (hs-CrP)	Unter 0,1 mg/dl	HS-CRP (hochsensitives C-reaktives Protein) ist wichtig, da es ein Marker für systemische Entzündung ist und erhöhte Werte mit einem erhöhten Risiko für Arteriosklerose und Herz-Kreislauf-Erkrankungen assoziiert sind.
25 OH Vitamin D (Vorläufer von Vitamin D)	36-40 ng/ml	Sowohl zu niedrige, als auch zu hohe Vitamin D-Werte verkalken die Gefäße.
1,25 OH Vitamin D (aktives Vitamin D)	25-45 pg/ml	Sowohl zu niedrige, als auch zu hohe Vitamin D-Werte verkalken die Gefäße.

Kapitel 2: Wie Herzinfarkte, Schlaganfälle und Thrombosen entstehen

Arterienverkalkung
Kalk (Calcium) in den Gefäßen verschlechtert die Durchblutung

Die Verkalkung der Arterien ist ein fortschreitender Prozess und kann zu ernsthaften Gesundheitsproblemen führen, darunter koronare Herzkrankheit, Herzinfarkt, Schlaganfall und periphere arterielle Verschlusskrankheit. Der Verlust der Elastizität und die Verengung der Arterien erhöhen den Blutdruck und belasten das Herz-Kreislauf-System zusätzlich.

Auf Entzündungen reagiert der Körper vermehrt mit der Anlagerung von Calcium *(Studie 44)*. Dies jedoch nicht NUR in den Blutgefäßen, sondern prinzipiell überall. Vor allem jedoch an Sehnen. Diese verkalken ganz besonders leicht. Männer sind aufgrund ihres Testosterons besonders anfällig für Verkalkungen, denn Testosteron sowie deren Metaboliten (Dihydrotestosteron, DHT) fördern die Verkalkung. In einer Studie wurde nachgewiesen, dass **Testosteron die Verkalkung von Blutgefäßen um das 3 bis 4-fache erhöht** *(Studie 43)*. Das wird vermutlich auch der Grund sein, warum Männer doppelt so häufig einen Herzinfarkt erleiden als Frauen.

Eisen-Überschuss
Warum der Eisenspiegel so niedrig wie möglich und nur so hoch wie nötig sein sollte

In einer Studie *(247)* wurde untersucht, wie sich Eisen auf das Fortschreiten von Arteriosklerose auswirkt. Die Forscher verwendeten ein Mausmodell, das Krankheitssymptome zeigt, wenn Eisen im Blut erhöht ist. Sie fanden heraus, dass **Mäuse mit erhöhtem Eisen schwerere Arteriosklerose entwickelten als Mäuse mit normalem Eisen.** Das Eisen sammelte sich hauptsächlich in den mittleren Schichten der Arterien an und führte zu Plaquebildung, oxidativem Stress und Funktionsstörungen. Das Eisen veränderte auch das Lipidprofil, führte zu Entzündungen und verringerte die Stickoxidverfügbarkeit, was alles zur Verschlimmerung der Arteriosklerose beitrug. Die Forscher fanden heraus, dass Eisenüberladung durch bestimmte Behandlungen, wie eine eisenarme Diät oder eine Eisenchelat-Therapie, verbessert werden konnte. **Diese Ergebnisse wurden durch Untersuchungen von Blutproben von Menschen mit Eisenüberladung bestätigt, die zeigten, dass ein Eisenmangel mit einer besseren Gefäßgesundheit verbunden war.** Insgesamt legen diese Ergebnisse nahe, dass eine Begrenzung der Eisenzufuhr bei Personen mit erhöhtem Eisen im Blut helfen könnte, das Fortschreiten von Arteriosklerose zu verhindern.

Ein *Mangel* an Eisen kann zu Haarausfall, Blutarmut und letztlich auch zu Fettleibigkeit führen oder diese zumindest fördern. Ein *Überschuss* an Eisen jedoch, kann zu Arteriosklerose, Falten, Krebs sowie generell den körperlichen Verfall bzw. den Alterungsprozess vorantreiben. Auch Krebszellen sind äußerst eisenhaltig. Und viele Studien haben einen Zusammenhang zwischen Krebs und zu hohen Eisenwerten im Blut gezeigt *(243)*. Ausführliche Informationen zum Thema Krebs, finden Sie in meinem Buch *„Insider-Heilverfahren gegen Krebs"* sowie *„Krebs vorbeugen mit Medizin aus der Natur"*.

Ein Überschuss an Eisen begünstigt auch Falten. **Eisen reichert sich mit zunehmendem Alter an und wird mit vielen altersbedingten Krankheiten in Verbindung gebracht** *(244, 245)*. Es verkürzt auch die Lebensdauer mehrerer Modellorganismen.

Kaum ein Vitalstoff ist so problematisch wie Eisen. Denn dieser muss für eine optimale Gesundheit genau im optimalen Bereich liegen.
Sowohl ein Mangel, als auch ein Überschuss, führt zu erheblichen Gesundheitsproblemen. Daher gibt es kaum einen anderen Vitalstoff, für den eine Blutuntersuchung wichtiger ist als für Eisen.

Serum-Ferritin Der wichtigste Parameter!	Ferritin ist ein Protein, das Eisen **speichert**. Der Ferritinspiegel im Blut ist oft ein besserer Indikator für den Eisenspeicherstatus im Körper als der Gesamteisenspiegel. Ein niedriger Ferritinspiegel deutet auf einen möglichen Eisenmangel hin.
Transferrin und Transferrin-sättigung	Transferrin ist ein **Transportprotein**, das Eisen im Blut bindet. Die Transferrinsättigung misst den Prozentsatz des Transferrins, der mit Eisen gesättigt ist. Eine niedrige Transferrinsättigung kann auf einen Eisenmangel hinweisen.
Hämoglobin und Hämatokrit	Diese Werte geben Aufschluss über die **Menge an roten Blutkörperchen** und den Anteil des Blutes, der aus Zellen besteht. Ein niedriger Hämoglobin- oder Hämatokritwert kann auf einen Eisenmangel und eine Anämie hinweisen.
Löslicher Transferrin-rezeptor (sTfR)	Der **lösliche Transferrinrezeptor ist erhöht, wenn die Zellen des Körpers einen höheren Bedarf an Eisen haben.** Dieser Test kann verwendet werden, um einen Eisenmangel zu bestätigen. Jedoch ist es wichtig zu betonen, dass die Interpretation von Laborergebnissen oft komplex ist und von verschiedenen Faktoren beeinflusst werden kann. Ein erhöhter sTfR-Wert allein ist nicht immer spezifisch für einen Eisenmangel. Er kann auch bei anderen Zuständen auftreten, wie zum Beispiel bei entzündlichen Erkrankungen, Vitamin-B12-Mangel, oder Hämolyse (Zerstörung roter Blutkörperchen). Daher wird in der klinischen Praxis oft eine Kombination von Eisenparametern betrachtet, um eine genauere Diagnose zu stellen.

Blutviskosität
"Dickes Blut": Ein großer Faktor bei Arteriosklerose

Blutviskosität bezieht sich auf die Dicke oder Zähigkeit des Blutes, die beeinflusst, wie gut es durch die Blutgefäße fließen kann. Eine angemessene Blutviskosität ist entscheidend für die Aufrechterhaltung eines gesunden Kreislaufsystems. **Wenn das Blut zu dick ist, kann dies zu Problemen wie vermindertem Blutfluss, erhöhtem Blutdruck und einem erhöhten Risiko für Herz-Kreislauf-Erkrankungen führen.** Auf der anderen Seite kann zu dünnflüssiges Blut zu übermäßiger Blutung und anderen Komplikationen führen.

In einer Studie *(197)* wurde die Dicke des Blutes bei scheinbar gesunden Personen und Patienten mit Herzkrankheiten untersucht. Bei gesunden Frauen und Kindern war die Blutdicke niedriger als bei gesunden Männern. **Männer hatten im Allgemeinen dickere Blutwerte als Frauen. Menschen mit Herzkrankheiten hatten dickere Blutwerte als gesunde Personen.** Es wird angenommen, dass dickes Blut ein Faktor für die Entwicklung von Herzkrankheiten ist.

Homocystein
Ein schädliches Abbauprodukt verengt die Gefäße

Homocystein, eine Aminosäure, die im menschlichen Körper durch den Abbau von Methionin entsteht, hat in den letzten Jahren zunehmend Aufmerksamkeit als potenzieller Risikofaktor für Arteriosklerose und Herz-Kreislauf-Erkrankungen erhalten. Während die genauen Mechanismen noch nicht vollständig verstanden sind, legen Studien nahe, dass ein erhöhter Homocysteinspiegel mit einer erhöhten Gefahr für die Entwicklung von Arteriosklerose verbunden ist.

Studien zeigen, dass eine Senkung der Homocysteinspiegel das Risiko für Herz-Kreislauf-Erkrankungen verringern kann. Dies kann durch eine gesunde Ernährung, die **reich an Vitaminen B6, B12 und Folsäure ist**, erreicht werden. **Zusätzlich dazu gibt es aber noch weitere Stoffe, die Homocystein senken:**

Substanz:	Studie:
Cholin (Vitamin B4)	(722)
N-Acetyl-L-Cystein (NAC)	(720)
Vitamin B2	(719)
Tocotrienol (ein spezielles Vitamin E)	(721)
Taurin	(124)
Betalain (Rote Bete)	(201)

Übersicht über die Homocystein-Werte

Homocystein-Wert bis 5: Excellent

Nur diesen sollten wir akzeptieren und anstreben. Geben Sie sich nicht mit weniger zufrieden! Weniger als 5% der europäischen Bevölkerung hat diese Werte.

Homocystein-Wert 6 bis 8: Gut

haben nur 10% der europäischen Bevölkerung.

Homocystein-Wert von 9 bis 11: Befriedigend

35% der europäischen Bevölkerung lebt mit diesem Wert.

Homocystein-Wert von 12 bis 14: Mittelmäßig

20% der europäischen Bevölkerung lebt mit diesem Wert.

Homocystein-Wert von 15 bis 17: Risiko leicht erhöht

Die Gesundheit leidet schon jetzt, auch wenn sich noch keine Krankheitsbilder entwickelt haben. 20% der europäischen Bevölkerung gehören zu dieser Kategorie.

Homocystein-Wert von 18 bis 19: Hohes Risiko

Bei einem solch erschreckend hohem Wert ist es fünf vor zwölf! 10% der europäischen Bevölkerung ist von diesen Werten betroffen.

Homocystein-Wert von 20 +: Höchstes Risiko

Das Risiko für Herzinfarkt, Schlaganfall, Krebs, Diabetes oder Demenz ist extrem hoch. Zögern Sie nicht länger und setzen Sie umgehend die Maßnahmen zur Senkung des Homocystein um!
5% der europäischen Bevölkerung ist von diesen Werten betroffen.

Cholesterin / Gefäßverfettung
Mehr Fett in den Gefäßen bedeutet weniger Durchblutung

Cholesterin:

Sicher haben Sie bei Ihrem Arzt schon des Öfteren den Cholesterinspiegel messen lassen. Neben dem Gesamt-Cholesterin-Spiegel gibt es das LDL-Cholesterin *(so genanntes „schlechtes" Cholesterin)* und das HDL *(so genanntes „gutes" Cholesterin)*. Für die Gesundheit relevant ist also vor allem das LDL-Cholesterin. Weil man nach Herzinfarkten in den Plaques der Gefäßwände Cholesterin fand, dachte man, dass eine Verringerung dieser Substanz günstige Auswirkungen hat. Doch es gibt bis heute keine Studie, die beweisen konnte, dass Cholesterin die Ursache für Arteriosklerose ist. **Cholesterinhaltige Nahrungsmittel beeinflussen den Cholesterinspiegel kaum.** *(Studie 8)*. Denn der Körper produziert und reguliert den Cholesterinspiegel selbst. Wird viel Cholesterin benötigt, stellt der Körper viel Cholesterin her. Braucht er weniger, wird die eigene Produktion gedrosselt. Wenn also durch die Nahrung bereits sehr viel Cholesterin verzehrt wird, drosselt der Körper die körpereigene Produktion.

Cholesterin: Was ist das eigentlich genau? Es handelt sich hierbei um eine wachsartige Masse, genau gesagt um einen polyzyklischen Alkohol, den so gut wie jedes Körperorgan <u>dringend</u> benötigt. Und weil diese wachsartige Masse aber nicht frei im Blut herumschwimmen kann, wird es an Transport-Proteine gebunden:

HDL High Density Lipoprotein	So genanntes „gutes" Cholesterin. (Lipoprotein mit hoher Dichte) wird von den Körperorganen zurück zur Leber transportiert.
LDL Low Density Lipoprotein	So genanntes „böses" Cholesterin (Lipoprotein mit geringer Dichte) wird von der Leber aus in den Blutkreislauf zu allen möglichen Organen transportiert.
VLDL Very Low Density Lipoprotein	Mit diesem Lipoprotein werden hauptsächlich Triglyceride, Phospholipide und Cholesterin von der Leber aus in den Körperkreislauf transportiert.

Mehr als 90 Prozent des Cholesterins werden in der Leber hergestellt. Früher dachte man, dass ein hoher Cholesterin-Spiegel durch die Nahrungsaufnahme bedingt war. Doch heute weiß man, dass dem nicht so ist. Die Pharmaindustrie hat allerdings durch die Cholesterinsenker (sogenannte „Statine") ein geniales Milliardengeschäft entdeckt. Der Normwert des Cholesterinspiegels im Labor wurde immer weiter gesenkt und das Geschäft mit der Angst immer weiter angekurbelt. Doch schauen wir uns einmal an, für was Cholesterin eigentlich so wichtig ist:

Aufbau der Zellmembran:
Eines der wichtigsten Aufgaben des Cholesterins besteht darin, die Zellmembran zu stabilisieren. Jede Körperzelle ist von einer Zellmembran umgeben. Eine Zelle baut immer dann vermehrt Cholesterin in die Membran ein, wenn in der Umgebung (die wir auch als Matrix bezeichnen) vermehrt Giftstoffe vorhanden sind. Diese können durch die Nahrung kommen, durch Impfungen oder durch Stoffwechselendprodukte selbst produziert werden. Jede Entzündung stellt für die Körperzelle eine Gefahr dar und erhöht damit den Cholesterinspiegel. Insbesondere chronische Entzündungen lassen den Cholesterinspiegel stark ansteigen. Der Körper besitzt somit eine intelligente Selbstregulation.

Baustein für die Hormone:

Eine genügende Menge an Cholesterin ist für den Aufbau und die Erhaltung des Hormonhaushaltes notwendig. Unser Stresshormon Kortison und auch die Geschlechtshormone benötigen für den Aufbau den Baustein Cholesterin. Ein Mangel führt daher zu einer hormonellen Unterfunktion. Auch das „Sonnen-Vitamin" D3, eigentlich auch ein Hormon, besteht überwiegend aus Cholesterin. Es ist zuständig für den Stoffwechsel, das Immunsystem und den Knochenaufbau. Ein Mangel an Vitamin D3 führt zur Osteoporose. Kommt es durch die Cholesterinsenker zu einer reduzierten Bereitstellung dieses Bausteins, leiden das Immunsystem, die Hormone und der Knochenaufbau. Auch das Krebs-Risiko ist durch Vitamin D3-Mangel erhöht. Mehr dazu in meinem Buch *„Insider-Heilverfahren gegen Krebs"*. Bezüglich Arteriosklerose ist es so, dass sowohl ein zu niedriger, als auch ein zu hoher Vitamin D-Spiegel zu Calcium-Ablagerungen in den Gefäßen führt.

Cholesterin fürs Gehirn und Nervensystem:

Das meiste Cholesterin befindet sich im Gehirn. Cholesterin ist einer der Faktoren, der dafür sorgt, dass Nervenzellen (Neurone) miteinander in Kontakt kommen und elektrische Signale austauschen. Cholesterin wird von Gliazellen gebildet, die einen Großteil des Hirngewebes ausmachen und seine Entwicklung und Funktion in vielfältiger Weise unterstützen. Die Funktion des Nervensystems beruht auf dem Austausch elektrischer Signale zwischen Nervenzellen, der über hochspezialisierte Kontaktstellen, so genannte Synapsen, vermittelt wird.

Doch woher kommt der Mythos, Cholesterin würde zu Ablagerungen in den Gefäßen führen?

Angefangen hat es wohl mit ein paar unschuldigen Kaninchen, die für Studien zu Arteriosklerose und Cholesterin herhalten mussten. Die Kaninchen wurden solange mit Cholesterin gefüttert, bis deren Gefäße langsam anfingen Ablagerungen aufzuweisen. Dieses Experiment gilt als Urvater der Theorie: Cholesterin-Konsum sei ungesund, Cholesterin führe zu Arteriosklerose. Doch Kaninchen sind Vegetarier und in ihrer typischen

Ernährung kommt überhaupt kein Cholesterin vor. Der natürliche Cholesterinwert von Kaninchen liegt bei ungefähr 45 mg/dl. Die Kaninchen wurden jedoch so stark überfüttert, bis ihr Spiegel auf ca. 1.200 mg/dl anstieg, was einer Vergiftung der Tiere gleich kommt. *Das entspräche einem Cholesterinspiegel des Menschen von ca. 7.000 mg/dl.*

Nun gibt es aber Menschen, dessen Cholesterinspiegel niedrig ist und solche, die einen hohen Cholesterinspiegel haben. Die Frage ist also:

1.) ist ein hoher Cholesterinspiegel schlecht und
2.) warum haben einige Menschen so viel Cholesterin im Blut?

Um auf die erste Frage zu antworten: Ja und Nein. Ein hoher Cholesterinspiegel ist in so weit schlecht, als dass er anzeigt, dass mit dem Körper zur Zeit etwas nicht ganz in Ordnung ist. Es wäre jedoch *noch* schlechter, wenn mit dem Körper etwas nicht in Ordnung wäre und der Cholesterinspiegel nicht erhöht wäre. Sie müssen sich Cholesterin als eine Art „Feuerwehr" vorstellen. Immer, wenn der Körper sehr viel reparieren muss, steigt der Cholesterinspiegel. Beispiel: Wenn Sie sich verletzt haben und sehr viele Nervenzellen wurden in Mitleidenschaft gezogen, dann ist es ganz normal, dass der Cholesterinspiegel steigt, um die kaputten Nervenzellen wieder reparieren zu können. Das selbe auch mit Blutgefäßen: Wenn diese chronisch entzündet sind und sich mikroskopisch kleine Risse bilden, reagiert der Körper mit der Ausschüttung von Cholesterin, um die Gefäßschäden abzudichten. Daher macht es auch keinen Sinn, Statine (cholesterinsenkende Medikamente) zu schlucken. Denn diese unterdrücken nur das Symptom. Anders wäre es, wenn die Statine selbst in der Lage wären, die Gefäßschäden zu reparieren und das Cholesterin daraufhin einfach nicht mehr gebraucht werden würde. Aber das ist nicht der Fall. Somit tut man dem Körper keinen Gefallen damit, die körpereigene Feuerwehr quasi zu unterdrücken. Das wäre ja fatal. Und warum einige Menschen einen erhöhten Cholesterinspiegel haben, wissen Sie jetzt auch. Im Körper ist etwas defekt, was repariert bzw. geflickt werden muss. Das

Ziel muss also sein, den Cholesterinspiegel auf ein gesundes Maß zu senken, jedoch nicht durch Statine, sondern in dem der Körper <u>selbst</u> sagt „Ich brauche das viele Cholesterin nicht mehr". Daher ist z.b. auch **Lecithin** ein sehr gutes Mittel, um den Cholesterinspiegel zu senken. Die Nervenzellen sind umgeben von einer Myelinschicht. Hier setzt Lecithin an und stellt dem Gerüst der Nervenzellen neues Baumaterial zur Verfügung. Lecithin ist ein Gemisch aus Cholin (Vitamin B4), Inositol (Vitamin B8) und Phospholipiden. Genau das richtige Baumaterial für Nervenzellen. Folglich sinkt der Cholesterinspiegel von ganz alleine, weil Cholesterin nicht mehr gebraucht wird. Auch **Niacin** (Vitamin B3) ist in der Lage, den Cholesterinspiegel deutlich zu senken *(Studien 67, 68)*.

Triglyceride:

Bei Triglyceriden handelt es sich um so genannte Neutralfette. Sie werden sowohl durch die Nahrung aufgenommen, als auch von der Leber selbst produziert. Der Körper speichert Triglyceride im Fettgewebe und gibt sie bei erhöhtem Energiebedarf wieder frei. In dritte-Welt-Ländern ist der Triglycerid-Spiegel oft erhöht. Trotzdem erkranken diese Menschen nur sehr selten an einer Herz-Kreislauf-Erkrankung wie Herzinfarkt *(Studie 31)*. Andere Studien wollen einen Zusammenhang zwischen Herzinfarkt und erhöhtem Triglycerid-Spiegel herausgefunden haben, wiederum andere nicht. Die wissenschaftliche Studienlage ist sehr schwammig. Konkrete Beweise fehlen. Da hohe Triglycerid-Spiegel häufig bei Patienten mit dem metabolischen Syndrom und Typ-2- Diabetes beobachtet werden *(Studie 31-2)*, könnten vielmehr diese Erkrankungen für das erhöhte Herzinfarkt-Risiko verantwortlich sein, als die Triglyceride selbst. Ein gutes Mittel, um den Triglycerid-Spiegel ursachenbezogen zu senken, ist **Lecithin**. Dieses ist ein Gemisch aus Cholin (Vitamin B4), Inositol (Vitamin B8) und Phospholipiden. Das gibt es als *Granulat* in Drogeriemärkten günstig zu erwerben. Natürlich darf ich keine Heilversprechungen machen, aber damit haben schon sehr viele Menschen ihren Triglycerid-Spiegel erheblich senken können. Auch **Niacin (Vitamin B3)** ist in der Lage, den Triglycerid-Spiegel zu senken.

Zusätzlich hemmt Niacin auch Entzündungen und oxidativen Stress *(Studie 31-3)*.

Lipoprotein A:

Das **Lipoprotein A** ist ein Low Density Lipoprotein (LDL), das die Eiweißketten *Apolipoprotein A1* und *Apolipoprotein B 100* enthält. Insbesondere von der Länge dieser Kette hängt es ab, ob der Lipoprotein-A-Wert im Blut hoch oder niedrig ist. Einige Erkrankungen können sekundär zu einem erhöhten Lipoprotein-A-Wert führen:

- *Nierenerkrankungen*
- *Diabetes*
- *Schilddrüsenunterfunktion (Hypothyreose)*

Sie können sich das Lipoprotein A wie ein Klebstoff vorstellen. Es ist **LDL-Cholesterin + Klebstoff.** Und diese Kombination ist natürlich sehr ungünstig, da es die Gefäße verschließt. Zu hohe Lipoprotein A-Spiegel verhindern, dass sich aus dem Plasminogen das blutgerinnselauflösende Plasmin bildet und dadurch Mikrothromben nicht aufgelöst werden können. Wenn sich diese aus der Gefäßwand heraus lösen, kann es zu einer lebensgefährlichen Embolie, einem Herzinfarkt oder Schlaganfall kommen. Daher ist es wichtig, den Lipoprotein A-Spiegel niedrig zu halten, damit Blutgerinnsel flüssig gemacht und daher nicht mehr zu einem Gefäßverschluss führen können. Wenn bei Ihnen im Blut ein erhöhter Lipoprotein A-Spiegel gemessen wurde, dann kann ein **Mangel an Vitamin C, Lysin oder Niacin (Vitamin B3)** dahinter stecken. Folglich sinkt der Lipoprotein A-Spiegel, wenn die oben genannten Vitalstoffe wieder in ausreichender Menge verfügbar sind. Es gibt leider auch erblich bedingt erhöhte Spiegel, die sich durch Aufnahme der genannten Vitalstoffe nicht senken lassen. In so einem Fall könnte evtl. die geistige Heilung (Quantenheilung) eine Therapie-Option sein. Normale Naturheilkunde wird in so einem Fall leider nicht wirken bzw. wurde das Wunderkraut noch nicht gefunden. In diesem Buch geht es also hauptsächlich um den durch Lebensumstände selbst verursachten erhöhten Lipoprotein A-Spiegel und nicht um den erblich bedingten.

Die Frage ist natürlich: Warum produziert der Körper überhaupt Lipoprotein A, wenn es doch so schädlich für die Gefäße ist? Will sich unser Organismus also selbst zerstören? Nein. Vielmehr dient das Lipoprotein A als eine Art „Flick-Werkzeug". Wenn Sie undichte Blutgefäße haben, zum Beispiel aufgrund eines Vitamin C-Mangels, dann versucht der Körper diese feinen Risse zu kleben: Mittels Lipoprotein A! Das Problem ist nur, dass, wenn diese Ablagerungen irgendwann die Oberhand gewinnen, dass das entsprechende Gefäß irgendwann ganz verschlossen wird. Wenn der Körper also kein Lipoprotein A hätte, dann würden die Gefäße nicht mehr geflickt werden können und wir würden verbluten. Und obwohl erhöhte Lipoprotein A-Spiegel mit Arteriosklerose assoziiert sind, gibt es bislang keine Beweise, dass eine Absenkung erhöhter Werte das Risiko von Herz-Kreislauf-Erkrankungen senkt *(Studie 53)*. Trotzdem muss man feststellen, dass gesunde Menschen keine erhöhten Lipoprotein A-Spiegel haben und eine Senkung daher ursachenbezogen notwendig erscheint.
Und so einfach senken Sie den Lipoprotein A-Spiegel mit natürlichen Vitalstoffen:

Senkung von Lipoprotein A durch Niacin (Vitamin B3):

Studien zeigten einen Rückgang von Lipoprotein A dosisabhängig um maximal 30-40%. Bei Niacin sollten Sie darauf achten, dass es die reine Nikotinsäure ist, die auch den so genannten „Flush-Effekt" hat. Das bedeutet: Die Blutgefäße werden nach der Niacin-Einnahme für c. 30-60 Min. stark erweitert. Es kommt zu Hitzewallungen, Schweißausbrüchen und Juckreiz. Anschließend wird einem sehr kalt und müde. Sie sollten Niacin daher immer am Abend vor dem zu Bett gehen einnehmen. Achten Sie darauf, dass es <u>nicht</u> das Niacinamid ist. Also immer, wenn **amid** am Ende steht, handelt es sich um Niacin <u>ohne</u> Flusheffekt und das sollten Sie besser <u>nicht</u> kaufen, da der Flush gerade so wichtig ist, um den Körper zu entgiften.

Die Dosierung sollte mindestens 500 mg/Tag sein. In der Regel reichen 500 mg für einen optimalen Flush-Effekt. Achten Sie aber auch darauf, kein Niacin mit zeitverzögerter Abgabe zu kaufen, denn diese stehen im Verdacht, die Leber schädigen zu können. Neben Lipoprotein A, senkt Niacin auch das LDL-Cholesterin sowie die Triglyceride *(Studie 954)*.

Senkung von Lipoprotein A durch Vitamin C:

Sicher haben Sie schon viel von der Seefahrerkrankheit Skorbut gehört. Diese wird durch einen chronischen Vitamin C-Mangel über Monate hinweg ausgelöst: Die Seefahrer verbluteten regelrecht. Vitamin C sorgt nämlich dafür, dass die Blutgefäßwände sauber und elastisch bleiben. Beim Mangel an Vitamin C oder gar beim vollständigem fehlen von Vitamin C in der Nahrung, werden die Blutgefäße löchrig und porös. In diesem Fall greift dann das Lipoprotein A ein, um die kaputten Blutgefäße zu reparieren bzw. zu flicken. Versuche an Mäusen konnten zeigen, dass der Lipoprotein A-Spiegel parallel zur Vitamin C-Aufnahme gekoppelt ist. Bei ausreichend hoher Vitamin C-Aufnahme, sank der Lipoprotein A-Spiegel *(Studie 54)*. Achten Sie auf mindestens 1 g (1.000 mg) Vitamin C am Tag. Im Idealfall aber kombiniert mit einem Saft. Wenn Sie z.B. Orangensaft trinken und in diesen, reine Ascorbinsäure auflösen, dann ist das deutlich gesünder, als wenn Sie das Vitamin C pur (also ohne Saft) konsumieren. In einer Studie konnte nachgewiesen werden, dass durch den Vitamin C-reichen Orangensaft die DNA-Schäden durch freie Sauerstoffradikale um 18% gesenkt wurden. Beim Wasser mit reinem Vitamin C passierte das nicht. Vitamin C wirkt, wenn es pur aufgenommen wird, nicht Anti-, sondern Pro-Oxidativ! Das bedeutet, es wird selbst zum freien Radikal. Nur in Kombination mit anderen Vitaminen und sekundären Pflanzenstoffen entfaltet es seine antioxidative Wirkung und schützt den Organismus einschließlich der Blutgefäße vor Schädigung *(Studie 855)*.

Senkung von Lipoprotein A durch Lysin:

Die essentielle Aminosäure Lysin kennen Sie ja bereits als Mittel gegen Kalkablagerungen in den Gefäßen. Doch es ist auch maßgeblich an der Kollagenbildung beteiligt. Es sorgt auch dafür, dass die kollagenabbauenden Enzyme gehemmt werden, sodass die Blutgefäße sauber und elastisch bleiben. Außerdem bildet es zusammen mit Vitamin C und der nicht-essentiellen Aminosäure Prolin eine Art Teflon-Schicht in den Gefäßen und sorgt dafür, dass sowohl Lipoprotein A abgebaut, als auch kein weiteres Lipoprotein A in den Gefäßen festkleben kann. Und dies vor allem nicht symptomatisch, sondern weil es aufgrund des Lysins nicht mehr gebraucht wird. Die Dosis sollte bei 5-10 g am Tag liegen.

Eine ausführliche Beschreibung der genannten „Gegenmittel", finden Sie hier im Buch auf den folgenden Seiten.

Fibrin-Ablagerungen
Risiko für Herzinfarkt, Schlaganfall und Embolien

Fibrin-Ablagerungen können sich in den Blutgefäßen bilden, insbesondere im Zusammenhang mit der Bildung von Blutgerinnseln oder Thromben. **Fibrin ist ein Faserprotein, das eine wichtige Rolle bei der Blutgerinnung spielt.** Wenn eine Verletzung oder ein Schaden an einem Blutgefäß auftritt, wird eine Kaskade von biochemischen Reaktionen ausgelöst, die zur Bildung eines Blutgerinnsels führen, um die Blutung zu stoppen. **Fibrinogen, ein lösliches Protein im Blutplasma, wird in Fibrin umgewandelt, das dann zu einem Netzwerk von Fasern verklumpt, um das Gerinnsel zu bilden.** In einigen Fällen kann dieses Fibrinnetzwerk in den Blutgefäßen verbleiben und sich ansammeln, was zu Ablagerungen führt. Diese Ablagerungen können die Blutzirkulation behindern und das Risiko für Herz-Kreislauf-Erkrankungen wie Herzinfarkt und Schlaganfall erhöhen und eine Embolie auslösen.

Oxidativer Stress
Freie Radikale schädigen die Gefäße

Oxidativer Stress tritt auf, wenn der Körper eine unzureichende Menge an Antioxidantien hat, um freie Radikale zu neutralisieren. Freie Radikale sind instabile Moleküle, die bei normalen Stoffwechselprozessen entstehen können und dazu neigen, Zellschäden zu verursachen, indem sie gesunde Zellen, Lipide, Proteine und DNA angreifen. Wenn der Körper nicht genügend Antioxidantien produziert oder nicht genügend über die Ernährung aufnimmt, können freie Radikale übermäßig Schäden verursachen, was zu oxidativem Stress führt.

Oxidativer Stress kann Entzündungen in den Gefäßwänden auslösen und verstärken. Entzündliche Prozesse spielen eine Schlüsselrolle bei der Entwicklung von Arteriosklerose, da sie die Rekrutierung von Immunzellen und die Freisetzung von entzündlichen Botenstoffen fördern, die die Gefäßwände weiter schädigen. Oxidativer Stress kann die Blutgerinnung beeinflussen und die Bildung von Blutgerinnseln in den Arterien fördern. Diese Blutgerinnsel können die Blutgefäße verstopfen und den Blutfluss behindern, was zu Herzinfarkten und Schlaganfällen führen kann.

Bratfett
Wie Bratfett die Gefäße durch oxidativen Stress schädigt

Es ist für mich immer wieder erschreckend zu sehen, dass **fast alle Menschen mit einem sehr gesundheitsschädlichen Öl braten.** Da wird das billigste Öl aus der Plastikflasche verwendet. Die Menschen verlassen sich auf Aussagen wie „Bratöl" und denken, dass dies ja extra für Bratzwecke entwickelt wurde. Doch aus gesundheitlicher Sicht ist dies hoch problematisch! Denn bei der Erhitzung von Ölen, oxidieren diese. Es fallen so genannte „freie Sauerstoffradikale" an, die die Zellen schädigen. Wenn Sie das nicht glauben, so messen Sie es doch einfach selbst. Es gibt dazu einen *„Freie-Radikale-Test"* für den Urin. *(Bestellbar in (Online)-Apotheken unter der PZN **10847588**).* Dieser misst, in wie weit durch die Nahrung oxidiertes Fett angefallen ist. Wenn Sie eine Mahlzeit in Öl braten und anschließend verzehren, sollten Sie ca. 1-2 Std. danach eine Messung vornehmen. Achten Sie jedoch darauf, keine Antioxidantien wie Vitamin A, E oder ähnliches zu sich genommen zu haben. Auch keine Algen, keine Säfte und generell nichts, was als gesund gilt! Denn Antioxidantien neutralisieren diese freien Radikale. Das ist auch der Grund, weshalb sie so schützend für unsere Gesundheit sind. Im Prinzip können Sie also das schädliche Bratfett mit Antioxidantien kompensieren. Dennoch wäre es *noch* besser, auf das braten mit Öl zu verzichten. Zwar ist es korrekt, dass die für das braten entwickelten Öle **nicht ganz so stark anfällig für Oxidation sind** als wenn Sie mit Leinöl oder kaltgepresstem Sonnenblumenöl braten würden. Doch auch bei den Bratfetten entsteht oxidativer Stress, wie Sie es auch selbst im Urin messen können. Am wenigsten anfällig für Oxidation ist **gesättigtes Fett** wie z.B. das Kokosfett. Allerdings schneidet gerade das gesättigte Fett (obwohl es weniger anfällig für Oxidation ist) in Studien sehr schlecht ab. Es fördert die Entstehung von Körperfett, Diabetes, Krebs und anderen Zivilisationskrankheiten. Aber natürlich gilt auch hier: Die Menge macht das Gift! Am besten ist es, mit Wasser zu braten oder das braten ganz sein zu lassen.

Milch(produkte)
So schädigen Sie die Blutgefäße

Kasein ist ein Protein, das in Milch vorkommt und etwa 80 % des Gesamteiweißgehalts von Kuhmilch ausmacht. Es ist ein Hauptbestandteil von Käse und wird auch in verschiedenen Milchprodukten verwendet. Kasein besteht aus verschiedenen Proteinfamilien, darunter Alpha-, Beta- und Kappa-Kasein. In einer Studie *(270)* wurde die Auswirkung des Verzehrs von Kasein auf die Entwicklung von Arteriosklerose untersucht. Dafür wurden Kaninchen einer speziellen Diät mit unterschiedlichen Mengen Kasein ausgesetzt. Die Ergebnisse zeigten, dass Kaninchen, die Beta-Kasein A1 konsumierten, höhere Serumcholesterin-, LDL-, HDL- und Triglyceridspiegel aufwiesen als Kaninchen, die Beta-Kasein A2 erhielten. Zudem hatten die mit Beta-Kasein A1 gefütterten Kaninchen eine größere Menge an Fettablagerungen an der Oberfläche der Aorta und dickere Fettstreifenläsionen im Aortenbogen im Vergleich zu denen, die Beta-Kasein A2 konsumierten. Diese Unterschiede waren besonders signifikant, wenn die Kaninchen auch Cholesterin aus der Nahrung erhielten. Die Studie schließt daraus, dass Beta-Kasein A1 im Vergleich zu Beta-Kasein A2 atherogen ist, was bedeutet, dass es die Entwicklung von Arteriosklerose begünstigt. Verbraucher wissen natürlich nicht, welche Art von Kasein dominiert, da diese von der Rasse der Kühe abhängt.

Bedenken Sie, dass es keine Tiere gibt, die im Erwachsenenalter noch Milch trinken. Und schon gar nicht artfremde! Milch kann eine Mutter nur dann geben, wenn sie schwanger war. Es ist eine Nahrung, die **explizit nur für Säuglinge** bestimmt ist. Es ist daher nicht verwunderlich, dass **75% der menschlichen Weltbevölkerung gar keine Milch verträgt.** Sei es durch Milchzucker (Laktose)-Intoleranz oder durch Milchallergien. Die Milchproduktion in der kommerziellen Landwirtschaft ist noch dazu oft mit intensiven Methoden und Praktiken verbunden, um die Effizienz und Rentabilität zu maximieren. Dies wirft ethische Bedenken auf.

Gesättigte Fettsäuren
Wie gesättigtes Fett die Durchblutung stört

In einer Studie *(142)* wurde untersucht, wie sich verschiedene Diäten auf die Gesundheit der Blutgefäße auswirken. Dazu wurden 40 gesunde Menschen zufällig auf vier verschiedene Diäten aufgeteilt, die reich an unterschiedlichen Fetten oder Kohlenhydraten waren. Nach jeder Diätperiode wurden verschiedene Parameter wie die Funktion der Blutgefäße, Blutfette und Entzündungsmarker gemessen. Es stellte sich heraus, dass eine **Diät mit hohem Gehalt an gesättigten Fetten die Funktion der Blutgefäße beeinträchtigte und die Durchblutung verschlechterte** im Vergleich zu anderen Diäten mit ungesättigten Fetten oder Kohlenhydraten. Diese Diät führte auch zu einer Zunahme von Entzündungsreaktionen im Körper. Demnach scheinen Diäten mit hohem Anteil an gesättigten Fetten ungünstige Auswirkungen auf die Gesundheit der Blutgefäße und Entzündungen zu haben im Vergleich zu Diäten mit ungesättigten Fetten oder Kohlenhydraten. Gesättigte Fette kommen hauptsächlich in tierischen Produkten vor, wie zum Beispiel in Fleisch (insbesondere in fettreichen Teilen wie Schweinefleisch und Rindfleisch), Butter, Käse, Sahne und anderen Milchprodukten.

Einfach ungesättigte Fettsäuren	Mehrfach ungesättigte Fettsäuren	Gesättigte Fettsäuren	Transfett-säuren
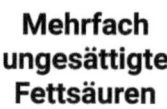		☹	☹

Fibrose
Narben in den Blutgefäßen

Fibrose in den Blutgefäßen, auch als vaskuläre Fibrose bezeichnet, ist eine pathologische Veränderung, bei der das **normale Gefäßgewebe durch übermäßiges Bindegewebe oder Narbengewebe ersetzt wird.** Diese Veränderung kann in verschiedenen Teilen des Gefäßsystems auftreten, einschließlich der Arterien, Venen und Kapillaren. Die Bildung von Fibrose in den Blutgefäßen kann durch verschiedene Auslöser verursacht werden, darunter Entzündungen, oxidativer Stress, Ablagerungen von Lipiden und anderen Substanzen, Infektionen oder Verletzungen. Diese Faktoren können zu einer Schädigung der Gefäßwand führen, die dann zu einer übermäßigen Bildung von Bindegewebe führt, um den Schaden zu reparieren. Fibrose in den Blutgefäßen kann die Struktur und Funktion der Gefäße beeinträchtigen, was zu einer Verengung oder Verhärtung der Gefäße führen kann. Dies kann den Blutfluss behindern und das Risiko für Herz-Kreislauf-Erkrankungen wie Bluthochdruck, Herzinfarkt und Schlaganfall erhöhen.

Strategien zur Senkung von Fibrose, umfassen diverse anti-fibrotische Mittel wie Thymianöl, essentielle Fettsäuren (wie Borretschöl), Mariendistel, Taurin und einige mehr.

Viszerales Fett (Bauchfett)
Wenn die inneren Organe verfetten, verfetten auch die Gefäße

Bauchfett, insbesondere das viszerale Fett (also das Fett zwischen den inneren Organen im Bauchraum), kann ein ernsthaftes Gesundheitsrisiko darstellen. **Eine wachsende Anzahl von Studien hat gezeigt, dass die Ansammlung von viszeralem Fett um die inneren Organe herum stark mit der Entwicklung von Arteriosklerose verbunden ist.** Im Gegensatz zum subkutanen Fettgewebe, das direkt unter der Haut liegt, ist viszerales Fett metabolisch aktiver und produziert Hormone und andere Substanzen, die Entzündungen im Körper fördern können. Diese chronischen Entzündungen können dazu beitragen, dass sich Plaques in den Arterien bilden und deren Fortschreiten beschleunigen. Darüber hinaus erhöht viszerales Fett die **Insulinresistenz** und den **Blutdruck**, was das Risiko für Diabetes und Bluthochdruck weiter erhöht. Beides sind weitere Risikofaktoren für Arteriosklerose. **Der Taillenumfang** ein wichtiger Indikator für die Menge an viszeralem Fett und kann ein erhöhtes Risiko für Herz-Kreislauf-Erkrankungen anzeigen. Bei Männern sollte die Taille nicht größer sein als **94 cm**. Bei Frauen nicht mehr als **80 cm**. Eine Studie *(130)* untersuchte, wie sich die Fettverteilung im Bauchraum auf die Plaques in den Herzarterien auswirkt. Die Forscher haben 4.327 Patienten ohne bekannte Herzkrankheiten untersucht, die sich einer Koronar-CT-Angiographie unterzogen haben. Das Durchschnittsalter der Patienten betrug 65 Jahre (66,4 % Männer). **Ein höherer Anteil an viszeralem Fett war mit mehr Plaques in den Arterien verbunden, während ein höherer Anteil von subkutanem Fett mit weniger Plaques korrelierte.** Die Gruppe mit niedrigem viszeralen Fett und hohem subkutanen Fett hatte das geringste Risiko für viele Plaques in den Arterien.

Mikroben
Wie Bakterien, Viren und Pilze zu Arteriosklerose beitragen

Einige Studien haben gezeigt, dass bestimmte Bakterienarten, insbesondere solche, die im Mund und im Darm vorkommen, in Zusammenhang mit der Arteriosklerose stehen könnten. Es wird angenommen, dass diese Bakterien durch den Blutkreislauf in die Arterien gelangen und dort Entzündungen und oxidative Schäden verursachen, die zur Entwicklung von Arteriosklerose beitragen. Pilze, insbesondere Hefen wie Candida albicans, wurden ebenfalls mit Arteriosklerose in Verbindung gebracht. Pilze können Entzündungen im Gefäßsystem auslösen und das Immunsystem aktivieren, was zu einer beschleunigten Bildung von atherosklerotischen Plaques führen kann. Verschiedene Viren, darunter das Herpesvirus und das Cytomegalievirus, wurden ebenfalls mit Arteriosklerose in Verbindung gebracht. Diese Viren können das Immunsystem stimulieren und Entzündungen fördern, was die Bildung von Plaques in den Arterienwänden begünstigen kann.

Forscher haben menschliche Halsschlagadern nach einer Operation untersucht, um zu sehen, ob ein bestimmtes Bakterium namens *Propionibacterium acnes* in ihnen vorhanden ist und ob es mit der Bildung von Biofilmstrukturen in den Arterienwänden zusammenhängt. **Die Ergebnisse zeigten, dass das P.-acnes-Bakterium in einer Anzahl der untersuchten Arterienproben nachweisbar war.**

Diabetes- und Insulinresistenz
Wie ein gestörter Blutzuckerspiegel die Gefäße schädigt

Menschen mit Diabetes haben ein erhöhtes Risiko für die Entwicklung von Arteriosklerose aus mehreren Gründen:

1. Ein hoher Blutzuckerspiegel die **Wände der Blutgefäße schädigen** und Entzündungen fördern, was die Bildung von Plaques begünstigt.

2. Diabetes kann zu einem **gestörten Fettstoffwechsel** führen, der zu einem Anstieg des Cholesterins führt, was ebenfalls die Entwicklung von Arteriosklerose fördert.

3. Diabetes kann den **Blutdruck erhöhen**, was zusätzlich das Risiko für Arteriosklerose und Herz-Kreislauf-Erkrankungen erhöht.

4. Eine Insulinresistenz beeinträchtigt auch die Fähigkeit der Blutgefäße, Stickoxid (NO) zu bilden. Daher haben Diabetiker in der Regel eine **Durchblutungsstörung.**

Die Heilung von Diabetes ist obligatorisch für gesunde Blutgefäße!

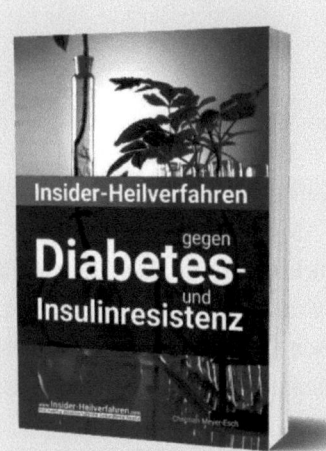

Dieses Buch könnte Sie auch interessieren:

Insider-Heilverfahren gegen Diabetes- und Insulinresistenz

Da nicht jeder mit Arteriosklerose auch Diabetes hat, würde es den Rahmen dieses Buches sprengen, ausführlich das Diabetes-Problem zu behandeln.

Ich habe daher ein eigenes Buch zum Thema Diabetes geschrieben. Dort finden Sie zahlreiche Behandlungsmöglichkeiten aus der Natur- und Alternativmedizin.

Insulin spielt eine Rolle bei der Entstehung von Arteriosklerose. Zum einen haben einige Menschen mit Arteriosklerose oder einem hohen Risiko dafür erhöhte Insulinspiegel im Blut, was mit anderen Stoffwechselproblemen wie Fettleibigkeit oder hohen Triglyceridwerten verbunden sein kann. Zum anderen wirkt sich Insulin direkt auf das Gewebe der Arterien aus, indem es dort die Zellen vermehrt und die Produktion von Fetten und Cholesterin fördert. Dies kann zu Ablagerungen in den Arterien führen, die wie frühe Anzeichen von Arteriosklerose aussehen. Zusätzlich wurde die Rolle von Insulin und seinen Auswirkungen auf den Stoffwechsel untersucht, insbesondere in Bezug auf den Zusammenhang zwischen Kohlenhydrat- und Fettstoffwechsel. Menschen mit Störungen des Lipid- und Kohlenhydratstoffwechsels, wie **Diabetes, hohe Triglyceridspiegel oder Fettleibigkeit, haben ein erhöhtes Risiko für Arteriosklerose.**

Durchblutungsstörungen durch Mangel an Stickoxid
Stickoxid nimmt im Laufe des Lebens immer weiter ab

Stickoxid (Nitric oxide, NO) ist ein lebenswichtiges Molekül, das eine entscheidende Rolle bei der Regulation des Blutflusses und der Gefäßfunktion spielt. **Es wird von den Endothelzellen in den Blutgefäßen produziert** und wirkt als **Vasodilatator**, was bedeutet, dass es die Blutgefäße erweitert und den Blutfluss verbessert. Ein Mangel an Stickoxid kann zu Durchblutungsstörungen führen, die das Risiko für Herz-Kreislauf-Erkrankungen erhöhen können.

Die Bedeutung von Stickoxid für die Durchblutung:

- **Vasodilatation:** Stickoxid entspannt die glatten Muskeln in den Blutgefäßen und erweitert sie, was den Blutfluss erhöht und die Durchblutung verbessert. Ein Mangel an Stickoxid kann zu einer verminderten Vasodilatation führen, was die Blutversorgung von Geweben und Organen beeinträchtigen kann.

- **Entzündungshemmende Wirkung:** Stickoxid wirkt auch entzündungshemmend, indem es die Aktivierung von Entzündungsreaktionen in den Gefäßwänden hemmt. Ein Mangel an Stickoxid kann zu einer erhöhten Entzündungsaktivität führen, die die Gefäßgesundheit beeinträchtigen und die Entwicklung von Arteriosklerose begünstigen kann.

- **Blutdruckregulation:** Stickoxid trägt zur Regulation des Blutdrucks bei, indem es die Gefäßwand entspannt und den peripheren Widerstand verringert. Ein Mangel an Stickoxid kann zu einem erhöhten Blutdruck führen, der das Risiko für Herz-Kreislauf-Erkrankungen erhöht, einschließlich Herzinfarkt und Schlaganfall.

Koffein (Kaffee)
Wie Koffein die Gefäße verengt

Obwohl Kaffee und auch Koffein positive Eigenschaften haben und Kaffee zu Recht als *„Anti-Aging"-Getränk* angesehen werden kann, so hat es leider auch eine negative Seite. Denn Koffein verengt die Gefäße, was die Durchblutung deutlich beeinträchtigt! Doch fangen wir zunächst mit den *guten* Eigenschaften von Koffein und Kaffee an. **Koffein beschleunigt den Stoffwechsel und hilft dabei, Fett zu verbrennen.** Dazu gibt es sehr viele Studien. Das ist natürlich sehr gut, denn gerade das Buchfett (viszerales Fett) ist ein Risikofaktor für Arteriosklerose! In meinem Buch *„Dauerhaft Schlank mit Medizin aus der Natur"* erfahren Sie neben Koffein zahlreiche weitere Naturstoffe, die das Fett verbrennen!

Kaffee (nicht jedoch Koffein!) fördert die Autophagie:

Dafür verantwortlich sind die *Flavonoide* im Kaffee *(135)*. Autophagie ist ein natürlicher Prozess, bei dem Zellen Bestandteile ihres eigenen Inhalts abbauen und recyceln. Dieser Prozess ist wichtig für die Zellhomöostase und den Abbau beschädigter Zellbestandteile, einschließlich Proteine, Organellen und sogar ganze Zellen. Autophagie trägt zur Entfernung von fehlerhaften oder überflüssigen Zellkomponenten bei und ermöglicht es den Zellen, sich an verschiedene Stressbedingungen anzupassen, wie zum Beispiel an Hunger oder Infektionen. Es spielt auch eine wichtige Rolle bei der Regulierung des Zellstoffwechsels und kann Auswirkungen auf verschiedene Aspekte der Gesundheit haben, einschließlich des Alterns und der Entwicklung von Krankheiten wie Krebs, neurodegenerativen Erkrankungen und Stoffwechselstörungen. Autophagie ist in jedem Fall ein wichtiger Anti-Aging-Faktor!

Wie Koffein die Gefäße verengt:

In einer Studie *(136)* wurden die kurzfristigen Auswirkungen des Kaffeekonsums auf die Funktion der Blutgefäße bei gesunden Erwachsenen untersucht. 17 Probanden tranken entweder koffeinhaltigen oder entkoffeinierten Kaffee. Es wurde festgestellt, dass der koffeinhaltige Kaffee zu einer vorübergehenden Verschlechterung der Blutgefäßfunktion führte, die bis zu 1 Stunde nach dem Konsum anhielt. Dieser Effekt trat bei entkoffeiniertem Kaffee nicht auf, was darauf hindeutet, dass Koffein die Hauptursache dafür sein könnte.

Die Vor- und Nachteile von normalen vs. entkoffeinierten Kaffee:

	Autophagie	Durchblutungs-minderung	Fettverbrennung
Normaler Kaffee	✔	✔	✔
Entkoffeinierter Kaffee	✔	X	X

Entkoffeinierter Kaffee ist im Prinzip gesünder, da er keine Durchblutungsstörung verursacht. Gleichzeitig aber, kurbelt er auch nicht die Fettverbrennung an. Und Bauchfett ist ebenso ein Risikofaktor für Arteriosklerose. Gleichwohl es noch sehr viel mehr Möglichkeiten gibt, Fett zu verbrennen als nur mit Kaffee.

Lakritz
Zu viel der leckeren Süßigkeit schädigt die Gefäße

Lakritz kann den **Blutdruck erhöhen**, weil es **Glycyrrhizinsäure** enthält. Dies ist eine Verbindung die in der Süßholz-Pflanze vorkommt. Diese Substanz führt zu einer verstärkten Wirkung des Hormons **Aldosteron**, das im Körper für die Regulation des Natrium- und Wasserhaushalts sowie des Blutdrucks zuständig ist. Durch die erhöhte Aldosteronwirkung wird vermehrt Natrium im Körper zurückgehalten, was zu einer erhöhten Wasseraufnahme und einer gesteigerten Blutvolumen führt. Dadurch steigt der Blutdruck. Zudem kann **Glycyrrhizinsäure auch direkt die Blutgefäße verengen**, was ebenfalls zu einem Anstieg des Blutdrucks beitragen kann. Es ist wichtig zu beachten, dass der Konsum von Lakritz in großen Mengen über einen längeren Zeitraum hinweg zu einer signifikanten Erhöhung des Blutdrucks führen kann, insbesondere bei Personen mit bereits bestehenden Bluthochdruckproblemen. Eine langfristige übermäßige Aufnahme von Lakritz kann zu einer Schädigung der Gefäßwände führen, was die Entstehung von Arteriosklerose begünstigen kann. **Kinderlakritz** enthält in der Regel weniger Glycyrrhizinsäure als **Erwachsenenlakritz** und ist daher gesünder. Erwachsenenlakritz ist vor allem in Norddeutschland und Skandinavien weit verbreitet. Während südlich des „Lakritz-Äquators" *(südlich von Nordrhein-Westfalen)*, bis auf wenige Ausnahmen fast nur Kinderlakritz im Handel erhältlich ist.

Steifer Nacken
Potentielle Ursache für Bluthochdruck

Ein internationales Forscherteam hat herausgefunden, warum Probleme mit den Muskeln im Nacken den Blutdruck beeinflussen können: Diese Muskeln sind mit einem Teil des Gehirns verbunden, der eine wichtige Kontrollstelle für Dinge wie Blutdruck, Atmung und Herzschlag ist. Wenn es ungewöhnliche Signale von den Nackenmuskeln gibt, zum Beispiel durch Verspannung oder Verletzung, kann sich das auch auf den Blutdruck auswirken. **Es wurde bereits öfter berichtet, dass sich der Blutdruck der Patienten nach dem Einrenken des Nackens verringert.** Warum das passiert, war bisher jedoch unklar. Wissenschaftler wissen schon seit etwa hundert Jahren, dass die Signale der Nackenmuskeln an einen kleinen Teil des Gehirns, das sogenannte Nachhirn, weitergeleitet werden, das sich im Nacken in das Rückenmark erstreckt. Aber bisher wurde wenig darüber untersucht, wohin die Signale von dort aus gehen, sagt Jim Deuchars, einer der Autoren der Studie. **Die Forscher glauben, dass es sinnvoll ist, den Blutdruck über die Nackenmuskeln zu regulieren, weil der Blutfluss zum Gehirn unabhängig von der Körperhaltung immer gleich sein muss.**

Fluorid
Wie Fluorid die Gefäße schädigt

In einer Studie wurde unter der Verwendung einer Computertomographie (PET/CT), untersucht, um Atherosklerose darzustellen. Die Forscher wollten sehen, ob diese Bildgebung die Aufnahme von Fluorid in verstopften Arterien, einschließlich der Herzkranzgefäße, zeigen kann. Sie analysierten die Daten von 61 Patienten, die zwischen 2009 und 2010 diese Untersuchung erhalten hatten. Sie stellten fest, dass bei den **meisten Patienten Fluorid in den Arterienwänden nachgewiesen wurde**, besonders in den Herzkranzgefäßen. Es gab eine Verbindung zwischen der Fluoridaufnahme in den Herzkranzgefäßen und einem höheren Risiko für Herz-Kreislauf-Erkrankungen *(163)*. In dieser Studie *(164)* wurde untersucht, wie sich der Konsum von Wasser mit hohem Fluorgehalt auf die Entstehung von Arteriosklerose in den Halsschlagadern auswirkt und welcher Mechanismus dahintersteckt. Die Forscher analysierten die Daten von 585 Teilnehmern und teilten sie basierend auf der Fluoridkonzentration ihres Trinkwassers in vier Gruppen ein. Sie fanden heraus, dass die **Prävalenz von Arteriosklerose in den Halsschlagadern bei Teilnehmern mit höherer Fluoridexposition im Wasser signifikant höher war** als bei denen mit normalen Werten. Zudem zeigte sich ein Zusammenhang zwischen niedrigeren Glutathionperoxidasen und Arteriosklerose in Gebieten mit Fluoridüberschuss.

Kontrazeptiva (Anti-Baby-Pille)
Wie die Anti-Baby-Pille das Risiko für Thrombosen erhöht

Die Einnahme von oralen Kontrazeptiva (die Pille) kann das Risiko für Venenthrombosen erhöhen. Dieses Risiko steigt insbesondere bei Pillen, die Desogestrel oder Gestoden enthalten, im Vergleich zu älteren niedrig dosierten Pillen. Während der Schwangerschaft und nach der Geburt ist das Thromboserisiko ebenfalls erhöht. Etwa 60% der Thrombosen haben keine erkennbare Ursache, aber bei etwa 40% kann eine angeborene Thrombophilie vermutet werden, was bedeutet, dass das Blut eine erhöhte Gerinnungsbereitschaft hat. Bestimmte genetische Anomalien, wie eine Resistenz gegen aktiviertes Protein C oder ein Mangel an Antithrombin III, Protein C oder Protein S, können das Thromboserisiko weiter erhöhen. Personen mit solchen genetischen Anomalien, insbesondere bei familiärer Vorgeschichte von Thrombosen, haben ein erhöhtes Risiko. Ein routinemäßiges Screening auf genetische Anomalien ist jedoch nicht immer sinnvoll, da die Kosten und der Nutzen nicht immer gerechtfertigt sind. Stattdessen sollten individuelle und familiäre Risikofaktoren berücksichtigt werden. Personen mit bekannten Risikofaktoren, die sich für die Einnahme der Pille entscheiden, sollten über die Anzeichen einer Thrombose informiert werden und im Falle von Symptomen sofort einen Arzt aufsuchen. Frühzeitige Behandlung kann schwerwiegende Komplikationen verhindern *(138)*.

Phosphatzusätze in Lebensmitteln
Wie Phosphat die Gefäße schädigt

Eine Studie *(139)* untersuchte den Zusammenhang zwischen Phosphatspiegeln im Blut und einem Hormon namens Fibroblasten-Wachstumsfaktor 23 (FGF-23) mit Arteriosklerose. Dabei wurden Daten von 204 Patienten gesammelt, die zur Untersuchung ihrer Herzkranzgefäße ins Krankenhaus kamen. Die Ergebnisse zeigten, dass höhere Phosphat- und FGF-23-Spiegel mit einer stärkeren Verkalkung der Blutgefäße verbunden waren. Zudem wurden Geschlechtsunterschiede festgestellt: Männer mit höheren Phosphatspiegeln hatten mehr verkalkte Plaques in den Gefäßen, während Frauen mit höheren Phosphatspiegeln weniger verkalkte Plaques hatten. Diese Ergebnisse legen nahe, dass ein gestörter Phosphathaushalt im Körper eine Rolle bei der Entstehung von Arteriosklerose spielt.

In dieser Studie *(140)* wurde der Zusammenhang zwischen Phosphat, Fibroblasten-Wachstumsfaktor 23 (FGF-23) und Arteriosklerose untersucht. Es wurden 204 ambulante Patienten, die zur Koronarangiographie überwiesen wurden, untersucht. Blutproben wurden genommen und eine fokussierte Ultraschalluntersuchung der Halsschlagader durchgeführt. **Die Plaquebelastung der Halsschlagader war mit höheren Phosphat- und FGF-23-Spiegeln verbunden.** FGF-23 war speziell mit einem erhöhten Anteil von Kalzium-ähnlichem Gewebe in der Plaque verbunden. Personen ohne koronare Herzkrankheit hatten niedrigere Phosphatspiegel.

Kapitel 3: So schützen Sie sich vor Herzinfarkten, Schlaganfällen und Thrombosen

Magnesium
Der Anti-Kalk-Mineralstoff und Vitamin D-Aktivator

Dieser Mineralstoff ist hauptsächlich bekannt gegen Muskelkrämpfe. Er ist der Gegenspieler des Calciums. **Man schätzt, dass ca. 70% der Bevölkerung einen Mangel an Magnesium hat** und dieser führt dazu, dass das Calcium aus der Nahrung oder Nahrungs-ergänzungsmitteln nicht mehr dorthin gelangt wo es hin soll (nämlich in die Knochen und Zähne), sondern sich in Blutgefäßen, Sehnen und Geweben anreichert, wo es natürlich nichts zu suchen hat. Diese Kalkablagerungen führen dann mit den Jahren zur so genannten „Steifheit". Man kann sich Magnesium auch als einen „Weichmacher" vorstellen. Calcium macht hart, Magnesium weich. Und es muss von beiden immer ein ausgewogenes Verhältnis vorhanden sein. Wir wollen harte Zähne und Knochen, aber auch weiche und elastische Blutgefäße. Laut der deutschen Gesellschaft für Ernährung liegt der **Tagesbedarf an Magnesium bei 300-400 mg/Tag**. Frauen brauchen etwas weniger, Männer etwas mehr. In wissenschaftlichen Untersuchungen hat man herausgefunden,

Magnesium in pflanzlichen Nahrungsmitteln:

Weizenkleie	**590 mg**
Kürbiskerne	**400 mg**
Sonnenblumenkerne	**395 mg**
Leinsamen	**350 mg**
Sesam	**347 mg**
Cashewnüsse	**255 mg**
Weizenkeime	**250 mg**
Sojabohnen	**250 mg**
Hefe	**230 mg**
Mandeln süß	**220 mg**
Erdnuss geröstet	**182 mg**
Erdnussbutter/mus	**180 mg**
Hirse	**170 mg**
Paranüsse	**160 mg**
Haselnüsse	**155 mg**

Alle Angaben je 100 g
(Quelle: US DEPARTMENT OF AGRICULTURE)

dass **Magnesium oral eingenommen zu einer Rückbildung von Kalkablagerungen im ganzen Körper führt**, so auch in den Blutgefäßen *(Studien 46, 47)*. Achtzig Patienten mit Weichteilverkalkung nahmen an einer Studie teil. Man verabreichte ihnen Magnesium sowohl oral, als auch lokal. Nach 20 Wochen wurden 75% aller Patienten von Kalkablagerungen geheilt. Magnesium kann jedoch auch gespritzt werden oder in Form von

Pflastern verwendet werden. Natürlich ist es legitim, den Magnesiumbedarf ausschließlich aus Nahrungsmitteln zu decken. Wer allerdings bereits unter Durchblutungsstörungen leidet, der sollte besser zusätzlich auch noch Magnesium als Nahrungsergänzung einnehmen, um den Bedarf von 400 mg auch *wirklich* zu decken. Aus meiner Sicht sind die Empfehlungen der deutschen Gesellschaft für Ernährung auch viel zu niedrig. Gerade wenn schon Kalkablagerungen vorhanden sind, sollten es schon **1.000 mg/Tag** sein. Viele fragen sich, welche Art von Magnesium wohl am besten geeignet wäre. Laut wissenschaftlichen Untersuchungen sind die besten Magnesium-Formen **Magnesiumcitrat und Magnesiumgluconat**. Diese kann der Körper am besten aufnehmen! Ganz schlecht abgeschnitten hat das Magnesiumoxid *(Studien 48, 49, 51, 52)*. Auch das Magnesium aus dem Mineralwasser sei gut bioverfügbar *(Studie 50)*.

Magnesium	**Kompaktübersicht ▾**
Wirkung:	Hilft dabei, Calciumablagerungen aus den Gefäßen zu beseitigen
Dosierungs-Richtwert:	Mindestens **500 mg** / Tag Ideal wären jedoch **1.000 mg** / Tag
€ Kosten:	ca. **10 €** / Monat (bei 1.000 mg / Tag)
Bezugs-quellen:	Internetshops, Reformhäuser, Apotheken
Auf was zu achten ist:	Verwenden Sie nur **Magnesiumcitrat** oder **Magnesiumgluconat**. Magnesium kann **abführend** wirken. Eine Einnahme am Abend vor dem Zubettgehen wäre ideal.
Studien:	(46) (47) (48) (49) (50) (51) (52)

Angaben ohne Gewähr. Anwendung auf eigene Gefahr!

Wirkung positiv getestet bei:

In vitro (Reagenzglas)	In vivo (Tiere)	In vivo (Mensch)
✔	✔	✔

Vitamin K2
Das fettlösliche Anti-Kalk-Vitamin

Von Vitamin K gibt es 3 Arten:

K1 (Phyllochinon)= kommt hauptsächlich in grünem Blattgemüse vor und ist hauptsächlich wegen seiner blutgerinnungsfördernden Eigenschaften bekannt. Im Organismus wird es gespeichert in Leber, Niere, Knochenmark und Milz.

K2 (Menachinon)= hat entkalkende Eigenschaften auf die Blutgefäße. Diese Form ist für uns interessant!

K3= ist ein nicht zu empfehlendes synthetisches K-Vitamin.

Das Vitamin K-abhängige Protein, Matrix-GLA-Protein (MGP), ist ein zentraler Verkalkungshemmer, der von den Zellen der vaskulären glatten Muskulatur produziert wird und reguliert die potentiell tödliche Ansammlung von Calcium in den Blutgefäßen. Im Gegensatz zu Vitamin K1 (das in Grünpflanzen vorkommt), wird Vitamin K2 durch Bakterien der Darmflora produziert, wenn Vitamin K1 ausreichend vorhanden ist. Die Vitamin K1-Aufnahme bei Kindern ist seit 1950 signifikant zurückgegangen *(Studie 64)*.

Vitamin K2 hat tiefgreifende Effekte auf die Verringerung der Blutgefäß-Verkalkung gezeigt. Es wurde festgestellt, dass die arterielle Verkalkung an kultivierten Rinder-Aortenglatten Muskelzellen, die mit anorganischem Phosphat behandelt wurden, verringert wurde. In einer anderen Studie reduzierte Vitamin K2 den Fortschritt der Arteriosklerose bei hypercholesterinischen Kaninchen. Außerdem kann Vitamin K2 das Lipidprofil verbessern, indem es die HDL-Werte erhöht und den Gesamtcholesterinspiegel senkt.

In Anerkennung der Wirkung von Vitamin K2 auf die Verringerung des Risikos koronarer Herzerkrankungen empfiehlt das International Life Sciences Institute (ILSI Europe) die Einnahme von Vitamin K2 zusätzlich zu K1.

Während Vitamin K2 für seine Rolle bei der Modulation der Verkalkung untersucht wird, scheint K1 keinen signifikanten Effekt auf die vaskuläre Verkalkung zu haben, wie in mehreren Studien gezeigt wurde.

Vitamin K-Antagonisten wie Warfarin und ihre Derivate, werden als Antikoagulantien an viele Patienten verabreicht. Es wurde festgestellt, dass sie eine Verkalkung in menschlichen Oberschenkelarterien, Mitralklappen, Aortenklappen, Karotis-Arterie und Aorta verursachen.

Laut einer Meta-Analyse steigt das Risiko an Herzinfarkt oder Schlaganfall zu erkranken signifikant, wenn Calciumpräparate eingenommen werden. Bei calciumreicher Ernährung fand man hingegen kein erhöhtes Risiko *(Studie 65)*. Wesentliche epidemiologische Beweise haben gezeigt, dass das Serum-Calcium im oberen Teil des normalen Bereichs ein Risikofaktor für Gefäßerkrankungen ist und dass Calciumpräparate das Serum-Calcium akut erhöhen.

In einer Studie an Ratten konnte gezeigt werden, dass Vitamin K2 in der Lage war, die Calciumablagerungen in den Blutgefäßen um 50% zu verringern *(Studie 66)*.

Reich an K2 ist die japanische Spezialität „Natto", aus dem das K2 in Kapselform i.d.R. auch gewonnen wird. Zur Herstellung werden Sojabohnen gekocht und anschließend durch Einwirkung des Bakteriums *Bacillus subtilis natto* fermentiert. **Eine erhöhte Aufnahme von Menachinon (Vitamin K2) wurde des Weiteren mit einer 35% Reduktion des Krebsrisikos verbunden.** Mehr dazu erfahren Sie in meinen Büchern *"Insider-Heilverfahren gegen Krebs"* und *"Krebs vorbeugen mit Medizin aus der Natur"*.

Tipp: Vitamin K2 als MK-7: Es gibt verschiedene Formen von Vitamin K2! Doch nur das MK-7 hat eine Halbwertszeit von 2,5 Tagen. Das bedeutet: Nach 2,5 Tagen ist das Vitamin um die Hälfte abgebaut. Bei anderen K2-Formen hat man einen kompletten Abbau bereits nach wenigen Stunden! Nur das MK-7 gewährt somit eine 24-stündige Versorgung, ohne alle 3 Std. eine Tablette schlucken zu müssen!

Vitamin K2 **Kompaktübersicht▾**	
Wirkung:	Wirkt als Verkalkungshemmer; schützt die Gefäße vor Verkalkung
Dosierungs -Richtwert:	Mindestens **200 mcg** / Tag
€ Kosten:	Ca. **3,50 €** / Monat. Sie finden Vitamin K2-MK7 sowohl in Kombi-Präparaten zusammen mit Vitamin D, als auch alleine.
Bezugs-quellen:	Diverse Internetshops, Apotheken
Auf was zu achten ist:	Verwenden Sie die Form **MK-7**, da diese am längsten im Körper verweilt. Achten Sie auch darauf, dass es sich um Kapseln handelt, wo auch Öl enthalten ist, da Vitamin K2 fettlöslich ist! Die Ergänzung mit Vitamin K2 (Menachinon-7) hat **keinen Einfluss auf die Aktivität der Vitamin-K-abhängigen Gerinnungsfaktoren** bei gesunden Personen *(Studie 198)*. Die Förderung der Blutgerinnung scheint nur durch Vitamin K1, nicht jedoch durch Vitamin K2 hervorgerufen zu werden. Sie brauchen sich daher keine Sorgen machen.
Studien:	(64) (65) (66) (198)

Angaben ohne Gewähr. Anwendung auf eigene Gefahr!

Wirkung positiv getestet bei:

In vitro (Reagenzglas)	In vivo (Tiere)	In vivo (Mensch)
	✔	✔

Zink
Das Anti-Kalk-Spurenelement

In einer Studie *(113)* wurde der Zusammenhang zwischen Zinkspiegeln im Blut und der Neigung zur Gefäßverkalkung bei Patienten mit Typ-2-Diabetes untersucht. Es wurde festgestellt, dass **niedrige Zinkspiegel im Blut mit einer erhöhten Verkalkungsneigung der Gefäße verbunden sind.** Sowohl in In-vitro- als auch in In-vivo-Tests zeigte sich, dass eine ausreichende Zinkversorgung die Neigung zur Verkalkung der Gefäße verringert. Eine weitere Studie *(114)* untersuchte die Rolle von Zink in der Entstehung der kalzifischen Aortenklappenerkrankung (CAVD), einer häufigen Herzklappenerkrankung. Durch Experimente mit menschlichen Zellen und Gewebeproben wurde festgestellt, dass eine Zinkergänzung die Verkalkung der Klappenzellen abschwächen kann, indem sie die Zelltod und die Entwicklung von knochenähnlichem Gewebe hemmt.

Zink in pflanzlichen Nahrungsmitteln:

Weizenkleie	**13 mg**
Weizenkeime	**12 mg**
Hefe	**8 mg**
Kürbiskerne	**7 mg**
Pfifferling getrocknet	**6 mg**
Sonnenblumenkerne	**5 mg**
Cashewnüsse	**4 mg**
Steinpilz getrocknet	**5 mg**
Sojabohnen	**4 mg**
Haferflocken	**4 mg**
Paranüsse	**4 mg**
Hirse	**3 mg**
Erdnüsse	**3 mg**
Weizengrieß	**3 mg**
Erdnussbutter/mus	**3 mg**

Alle Angaben je 100 g
(Quelle: US DEPARTMENT OF AGRICULTURE)

Die Studie fand auch heraus, dass Patienten mit CAVD niedrigere Zinkspiegel im Blut haben und dass bestimmte Proteine, die Zink transportieren, eine wichtige Rolle bei der Regulation der Klappenerkrankung spielen. Eine Studie *(115)* untersuchte den Zusammenhang zwischen der Zinkaufnahme über die Nahrung und der Verkalkung der unteren Bauchaorta (AAC) bei Erwachsenen in den USA. Dabei wurde festgestellt, dass eine höhere Zinkaufnahme über die Nahrung mit einem geringeren Risiko für schwere AAC verbunden ist. **Jedes zusätzliche Milligramm Zink pro Tag in der**

Ernährung war mit einem 8%igen geringeren Risiko für schwere AAC verbunden. Die zusätzliche Zinkaufnahme durch Nahrungsergänzungsmittel oder der Gesamtzinkgehalt im Körper zeigte jedoch keinen Zusammenhang mit der AAC. Dies legt nahe, dass eine ausgewogene Ernährung mit ausreichendem Zink aus natürlichen Quellen möglicherweise vor arterieller Verkalkung schützen kann.

Diese Studie *(116)* untersuchte, wie Zink die Verkalkung von Blutgefäßen bei Patienten mit chronischer Nierenerkrankung beeinflusst. Ergebnisse zeigten, dass die Behandlung mit Zinksulfat die Verkalkung der Blutgefäße reduzierte, indem sie bestimmte Signalwege blockierte, die für die Verkalkung wichtig sind. Bei Mäusen mit Nierenerkrankungen und in Zellkulturen wurde festgestellt, dass **Zink die Verkalkung verringerte**, indem es die Aktivität eines Proteins erhöhte, das den Signalweg blockiert, der für die Verkalkung verantwortlich ist. Diese Ergebnisse legen nahe, dass eine Zinkergänzung eine einfache Möglichkeit sein könnte, um die Verkalkung bei Patienten mit chronischer Nierenerkrankung zu verringern.

In dieser Studie *(117)* untersuchten Forscher den Zusammenhang zwischen der Aufnahme von Zink über die Nahrung und dem Risiko für subklinische Atherosklerose, einer frühen Form von Arteriosklerose, bei Erwachsenen mittleren und höheren Alters. Sie fanden heraus, dass Personen mit einer höheren Zinkaufnahme tendenziell niedrigere Werte der Intima-Media-Dicke der gemeinsamen Halsschlagader hatten, was ein Marker für Arteriosklerose ist. Darüber hinaus war eine höhere Zinkaufnahme mit einem geringeren Risiko für subklinische Atherosklerose verbunden.

Zink **Kompaktübersicht** ▼

Wirkung:	Zink hat sich als sehr vorteilhaft zum Schutz vor Arteriosklerose erwiesen. Insbesondere durch Entzündungshemmung & Immunmodulation.
Dosierungs-Richtwert:	**Zink:** 10 mg / Tag **Kupfer:** 1 mg / Tag *Kurweise kann die Dosis auch auf das 5-fache erhöht werden, falls ein gravierender Mangel vorliegt.*
€ Kosten:	Eine Jahrespackung Zink (25 mg/Tablette) gibt es bereits ab ca. 17 € **(1,40 €/ Monat)**. Eine Jahrespackung Kupfer (2 mg/Tablette) erhalten Sie ebenfalls ab ca. 17 € **(1,40 €/ Monat)**. Sie könnten auch ein **Multivitamin** kaufen, wo beide Stoffe bereits zu 100% der Tagesdosis enthalten sind. Allerdings sollten Sie darauf achten, dass kein Calcium enthalten ist, da Calcium aus Nahrungsergänzungsmitteln die Blutgefäße verkalken kann.
Bezugs-quellen:	Diverse Internetshops, Drogerien, Apotheken, Reformhäuser
Auf was zu achten ist:	Zink sollte immer **mit Kupfer kombiniert** werden, da hohe Zinkwerte die Kupferwerte im Körper verringern.
Studien:	(113) (114) (115) (116) (117) (118) (119)

Angaben ohne Gewähr. Anwendung auf eigene Gefahr!

Wirkung positiv getestet bei:

In vitro (Reagenzglas)	In vivo (Tiere)	In vivo (Mensch)
✔	✔	✔

Vitamin D
Die Menge ist entscheidend

Viel hilft viel? Falsch. Zu hohe Mengen Vitamin D lassen die Gefäße genauso verkalken wie zu niedrige Mengen! Nur die richtige Menge wirkt gegen Verkalkung! Vitamin D ist hauptsächlich bekannt als so genanntes „Sonnen-Vitamin", da es durch Sonneneinstrahlung im Organismus gebildet wird. Der Begriff „Vitamin" hat sich so eingebürgert, doch eigentlich ist Vitamin D gar kein Vitamin, sondern ein Hormon. Der Begriff „Vitamin D" bezieht sich auf eine Gruppe von fettlöslichen Verbindungen, die als Vor-Hormone oder Hormon-Vorläufer dienen.

Der tägliche Bedarf an Vitamin D beträgt etwa 200-600 internationale Einheiten (IE). Wobei viele Kritiker diese Menge als unzureichend ansehen. Die Haut produziert ca. 10.000 IE Vitamin D nach totaler Bestrahlung mit UV-Licht *(Studie 63)*. Die derzeit tolerierbare Einnahme in Europa und Nordamerika beträgt 50 Mikrogramm/ Tag (2.000 IE / Tag). Klinische Studien zeigen, dass eine längere Aufnahme von 10.000 IE wahrscheinlich kein Risiko darstellt *(Studie 63)*. **Dosen von mehr als 50.000 IE / Tag erhöhen die Werte von 25 (OH) Vitamin D auf mehr als 150 ng / ml und sind mit Hyperkalzämie und Hyperphosphatämie assoziiert (Arteriosklerose-Gefahr!)** *(63)*. Ab welcher täglichen Dosis Vitamin D eine Überdosierung auftritt, ist wissenschaftlich noch nicht ganz geklärt. Die derzeitigen Empfehlungen liegen bei 2.000 IE pro Tag. Am besten ist es, Vitamin D zusammen mit Magnesium, Lysin, Inositol, Apfelessig und Vitamin K2 zu kombinieren, so dass das Calcium auch in die Knochen und Zähne gelangen kann und sich nicht in den Blutgefäßen festsetzt.

In einer Studie *(131)* wurde untersucht, wie sich eine langfristige Einnahme von Vitamin D **(1.000 IE/Tag)** auf die Gesundheit von Menschen mit Typ-2-Diabetes auswirkt. Dazu wurden 47 Patienten in zwei Gruppen aufgeteilt: Eine erhielt täglich Vitamin-D-Präparate, die andere Placebos. Nach einem

Jahr zeigte sich, dass **diejenigen, die Vitamin D einnahmen, eine signifikante Verbesserung der arteriellen Gesundheit hatten**, während sich in der Placebogruppe keine Veränderung zeigte. Die Blutzuckerwerte und andere Stoffwechselparameter verbesserten sich jedoch in beiden Gruppen nicht.

Vitamin D **Kompaktübersicht ▾**	
Wirkung:	Sowohl zu niedrige, als auch zu hohe Mengen Vitamin D lassen die Gefäße verkalken!
Dosierungs-Richtwert:	2.000 IE / Tag
€ Kosten:	Vitamin D: ca. 7 € / Jahr (bei 50.000 IE / Woche) Magnesiumcitrat: Ca. 5 € / Monat
Bezugs-quellen:	In Internetshops, Drogerien, Reformhäusern und Apotheken.
Auf was zu achten ist:	Ergänzen Sie Vitamin D unbedingt mit Magnesium (500 mg / Tag). Erst durch Magnesium wird Vitamin D aktiviert! Doch nicht jede Magnesiumform ist gleich gut bioverfügbar. Eine gut bioverfügbare Form ist Magnesiumcitrat.
Studien:	(63) (600) (601) (602)

Angaben ohne Gewähr. Anwendung auf eigene Gefahr!

Wirkung positiv getestet bei:

In vitro (Reagenzglas)	In vivo (Tiere)	In vivo (Mensch)
		✔

Niacin (Vitamin B3)
Das Anti-Cholesterin-Vitamin

Hierbei handelt es sich um ein wasserlösliches Vitamin, das eine wichtige Rolle im Stoffwechsel von Kohlenhydraten, Fetten und Proteinen spielt. Es wird bereits zur Behandlung von hohem Cholesterinspiegel eingesetzt, da es nachweislich den Gehalt an „schlechtem" LDL-Cholesterin senken und gleichzeitig den Gehalt an „gutem" HDL-Cholesterin erhöhen kann. Die Bedeutung von HDL-Cholesterin liegt darin, dass es dazu beitragen kann, überschüssiges Cholesterin aus den Arterien zu entfernen, was wiederum das Risiko für Arteriosklerose verringert. Darüber hinaus hat Niacin weitere vorteilhafte Wirkungen auf das kardiovaskuläre System. Es kann beispielsweise die Entzündungen in den Arterienwänden reduzieren, die ein wesentlicher Bestandteil der Arterioskleroseentwicklung sind. Darüber hinaus wurde in einigen Studien festgestellt, dass Niacin die Bildung von Plaque in den Arterien verlangsamen oder sogar rückgängig machen kann, was ein entscheidender Schritt im Kampf gegen Arteriosklerose ist.

Vitamin B3 (Niacin) in pflanzlichen Nahrungsmitteln:

Reiskleie	**34 mg**
Weizenkleie Flocken	**16 mg**
Geröstete Erdnüsse	**14 mg**
Getr. Shiitake-Pilze	**14 mg**
Erdnussbutter	**13 mg**
Getr. Spirulina Algen	**12 mg**
Paprika	**10 mg**
Hanfsamen	**9 mg**
Sonnengetr. Tomaten	**9 mg**
Chia-Samen	**8 mg**
Sonnenblumenkerne	**8 mg**
Orangensaft	**5 mg**
Kürbiskerne	**5 mg**
Weizenkeime	**5 mg**

Alle Angaben je 100 g
(Quelle: US DEPARTMENT OF AGRICULTURE)

Niacin vs. Niacinamid: Die Unterschiede

- Niacin (Nikotinsäure) führt zum Flush-Effekt (starke Durchblutung)
- Niacinamid ist das Niacin ohne Flush-Effekt.

Studien zeigen, dass das Niacin ohne Flush-Effekt zwar auch, aber schwächer wirkt. Bevorzugen Sie das Niacin mit Flush-Effekt!

Hochdosiertes Niacin hat eine breite Palette von Wirkungen auf den Lipidstoffwechsel und andere gesundheitliche Aspekte. Hier sind die wichtigsten Effekte von hochdosiertem Niacin aufgelistet, einschließlich seiner Wirkungen auf Cholesterin, Lipoprotein(a) und weitere gesundheitliche Parameter:

Niacin kann das **LDL-Cholesterin** (Low-Density Lipoprotein) um etwa 10-25% senken.

Niacin ist besonders wirksam bei der Erhöhung des **HDL-Cholesterins** (High-Density Lipoprotein), oft um 15-35%.

Niacin kann die **Triglyzeridwerte** um 20-50% reduzieren.

Lipoprotein(a) ist ein lipoproteinähnliches Partikel, das mit einem erhöhten Risiko für kardiovaskuläre Erkrankungen assoziiert ist. Niacin kann Lp(a) um 20-30% senken.

Durch die kombinierten Effekte auf LDL, HDL und Triglyzeride senkt Niacin auch das **Gesamtcholesterin** um etwa 10-25%.

Niacin kann auch eine **Fettleber** stark reduzieren.

Bemerkenswert ist auch seine **anti-fibrotische Wirkung:** Fibrose ist eine Vernarbung. Es handelt sich hierbei um verhärtetes Bindegewebe, welches überall im Körper vorkommen kann. So z.B. in der Leber (Leberfibrose), in der Lunge (Lungenfibrose) oder der Haut (Hautfibrose) u.a. Fibrose schränkt das Gewebe in seiner normalen Funktion ein. Eine Studie zeigte, dass zwar sowohl Niacin, als auch Niacinamid anti-fibrotisch wirken. Niacin jedoch einen stärkeren anti-fibrotischen Effekt hat *(Studie 870)*.

C-reaktives Protein (CRP) ist ein im Blut zirkulierendes Protein, das von der Leber produziert wird und als Marker für Entzündungen im Körper dient. Es steigt bei akuten Entzündungsreaktionen, Infektionen und chronischen Erkrankungen an und wird häufig verwendet, um das Vorhandensein und den Schweregrad von Entzündungen zu beurteilen. Hohe CRP-Werte können auf eine Vielzahl von Erkrankungen hinweisen, darunter Infektionen, Autoimmunerkrankungen und kardiovaskuläre Probleme. Studien haben einen Rückgang um 24% durch Niacin gezeigt.

Ist Niacin schädlich?
Neue Studie aus dem Jahr 2024 bereitet viele Menschen Sorgen

Im März 2024 erschien eine neue Studie mit dem Titel *"Wie ein Überschuss an Niacin Herz-Kreislauf-Erkrankungen fördern kann"*.

Eine vom NIH finanzierte Studie unter der Leitung von Dr. Stanley Hazen identifizierte zwei Stoffwechselprodukte, 2PY und 4PY, die mit einem erhöhten Risiko für Herz-Kreislauf-Erkrankungen in Verbindung stehen. Diese Moleküle entstehen beim Abbau von überschüssigem Niacin im Körper. Die Untersuchung ergab, dass Menschen mit hohen 2PY- und 4PY-Werten ein 1,6- bis 2-mal höheres Risiko für schwere Herzereignisse haben. Die Studie schlägt vor, dass ein Niacin-Überschuss Entzündungsprozesse aktiviert, die die Plaquebildung in den Arterien fördern und betont die Notwendigkeit weiterer Forschungen zu den Auswirkungen von Niacin-Ergänzungsmitteln auf die Herzgesundheit.

Mit dieser Studie gibt es jedoch mehrere Probleme:

1. Handelte es sich bei der Studie um eine Beobachtungsstudie ohne Intervention. Es wurde weder Niacin noch eine andere Form von Vitamin B3 verabreicht, was bedeutet, dass keine Niacin-Ergänzung stattfand. Die Studie zeigte daher nur eine Korrelation und keinen kausalen Zusammenhang.

2. Litten viele der Studienteilnehmer bereits an Herz-Kreislauf-Erkrankungen. Es wäre sinnvoller gewesen, eine repräsentativere Gruppe der Gesamtbevölkerung einzuschließen.

3. Wurde in der Studie zwar darauf hingewiesen, dass ein Niacin-Überschuss ein ernsthaftes Problem darstellen kann, jedoch wurde nicht definiert, was genau darunter zu verstehen ist, noch wurde darüber spekuliert. Wie bereits erwähnt, wurde Niacin in der Studie nicht tatsächlich verabreicht.

Meiner Meinung nach handelt es sich hierbei um Propaganda der Pharma-Industrie, da sie Angst hat, ihre Kunden würden nicht patentierbare Naturheilmittel wie Niacin den Statinen vorziehen. *Eine einzige Studie* kann unmöglich widerlegen, was *zahlreiche Studien in 60 Jahren* eindeutig belegt haben: Nämlich, dass Niacin <u>anti</u>-arteriosklerotisch wirkt!

Parameter:	Senkung durch Niacin um:	Studien:
Gesamt-Cholesterin	- 11%	(856)
HDL	+ 31%	(867)
HDL-C	+ 16%	(856)
LDL	- 14%	(856)
Triglyceride	- 36%	(856)
Lipoprotein A	-28%	(868)
Fettleber	-47%	(869)
Fibrose	-47 bis -60%	(870) (871)
C-reaktives Protein	-24%	(868)

Niacin (Vitamin B3) **Kompaktübersicht▼**	
Wirkung:	Verringert den Cholesterinspiegel und hat entzündungshemmende Eigenschaften
Dosierungs-Richtwert:	Normwert: **12 bis 15 mg** / Tag Therapeutische Dosierung: **100 – 2.000 mg** / Tag
€ Kosten:	ca. **3 €** / Monat (bei 500 mg/Tag)
Bezugs-quellen:	Diverse Internetshops. In Reformhäusern und Apotheken ist es deutlich teurer!
Auf was zu achten ist:	In hohen Dosen (ab ca. 100 mg) führt Niacin zu einem starken Flush (starke Erweiterung der Blutgefäße). Falls dieser Effekt unerwünscht ist, kann auf Niacinamid zurückgegriffen werden, welches keinen Flush beinhaltet. Dieses wirkt auch gegen Cholesterin, Entzündungen und Fibrose, jedoch schwächer. Wenn Sie COX-Hemmer verwenden (wie Voltaren z.B. oder Oreganoöl), könnte der Flush stark abgeschwächt werden oder ganz ausbleiben! Beginnen Sie mit einer geringen Dosis und steigern dann ggf. Im Falle von schweren Nebenwirkungen wenden Sie sich an einen Arzt.
Studien:	(82) (83) (84) (85) (86) (87) (88) (856) (867) (868) (869) (870) (871)

Angaben ohne Gewähr. Anwendung auf eigene Gefahr!

Wirkung positiv getestet bei:

In vitro (Reagenzglas)	In vivo (Tiere)	In vivo (Mensch)
	✔	✔

Taurin
Fettreiniger für die Blutgefäße

Taurin, chemisch bekannt als *2-Aminoethansulfonsäure*, ist keine Aminosäure im klassischen Sinne, obwohl sie oft als solche bezeichnet wird. Es ist jedoch eine organische Säure, die **aus der Aminosäure Cystein synthetisiert werden kann.** Taurin kommt in vielen Organismen vor, einschließlich Menschen, und spielt verschiedene wichtige Rollen im Körper.

Taurin wird hauptsächlich über die Nahrung aufgenommen, insbesondere durch den Verzehr von Fleisch und Fisch. Es ist auch in einigen energiereichen Getränken und Nahrungsergänzungsmitteln enthalten.

In einer Studie *(120)* wurde untersucht, ob Taurin die Rückbildung von Arterienverkalkungen und die Schädigung von Fetten in Kaninchen, die eine Diät mit viel Cholesterin erhalten haben, beeinflusst. Die Kaninchen wurden zuerst mit einer Diät gefüttert, die viel Cholesterin enthielt, dann wurde die Diät geändert, und einige Kaninchen erhielten Taurin im Trinkwasser. Es wurde festgestellt, dass die hohen Fett- und Schadstoffspiegel im Blut, in der Leber und in den Arterien der Kaninchen, die die cholesterinreiche Diät erhalten hatten, zurückgingen und dass sich die Arterienverkalkungen leicht verlangsamten, als sie wieder normal gefüttert wurden. Obwohl die Werte für Fette und Schadstoffe im Blut und in den Arterien zwischen den Gruppen mit und ohne Taurinbehandlung nicht signifikant unterschieden, waren die Arterienverkalkungen in der Gruppe mit Taurin geringer als in der Gruppe ohne Taurin. Auch die Werte für Schadstoffe in der Leber waren niedriger bei den Kaninchen mit Taurin. Das deutet darauf hin, dass Taurin die Rückbildung von Arterienverkalkungen bei Kaninchen beschleunigen kann, ohne die Fett- und Schadstoffspiegel im Blut und in den Arterien zu beeinflussen.

In einer Studie *(122)* wurden die Auswirkungen von zwei natürlichen Substanzen, Taurin und Catechine, auf den Cholesterinspiegel im Blut und die Entwicklung von Arteriosklerose bei Mäusen untersucht, die genetisch zu hohem Cholesterin neigen. Die Mäuse, die über zwölf Wochen mit Taurin behandelt wurden (1 % im Trinkwasser), zeigten einen signifikanten **Anstieg der Spiegel von HDL-Cholesterin** im Blut *(so genanntes „gutes" Cholesterin)*, ohne dass dies die Spiegel von LDL-Cholesterin und VLDL-Cholesterin beeinflusste. Darüber hinaus **reduzierte Taurin das Fortschreiten von Arteriosklerose um 29 %**, was durch spezielle Färbetechniken in Querschnitten der Aorta festgestellt wurde. Im Gegensatz dazu hatte eine Behandlung mit einer Mischung von Catechinen (pflanzliche Flavonoide) über zwölf Wochen keinen erkennbaren Einfluss auf den Cholesterinspiegel im Blut und das Fortschreiten von Arteriosklerose. **Die Spiegel von oxidativen Substanzen im Blut, die mit Schäden an den Arterien in Verbindung stehen, sanken signifikant nach der Behandlung mit Taurin.**

In einer Studie *(123)* wurde untersucht, wie sich Taurin aus der Nahrung auf die Entwicklung von Arteriosklerose bei Mäusen mit einem Mangel an Apolipoprotein-E (ApoE) auswirkt. Diese Mäuse entwickeln normalerweise hohe Cholesterinwerte im Blut und Arterienverkalkungen. Die Mäuse erhielten drei Monate lang normales Futter, dem 2 % Taurin zugesetzt waren. Es stellte sich heraus, dass die **Taurinbehandlung die Größe der Arteriosklerose-bedingten Fettansammlungen in den Aortenklappen der Mäuse um 31 % reduzierte.** Interessanterweise führte Taurin jedoch zu einer signifikanten Zunahme der atherogenen Lipoproteine (LDL + VLDL) im Blutserum, ohne den HDL-Cholesterinspiegel zu beeinflussen. Darüber hinaus **senkte Taurin die Konzentrationen von reaktiven Substanzen im Blut, die auf oxidativen Stress hinweisen, um 26 %**. Diese Ergebnisse legen nahe, dass Taurin die Entstehung von Arteriosklerose unabhängig vom Cholesterinspiegel im Blut verhindern kann.

In dieser Studie *(124)* untersuchten die Forscher, ob Taurin vor Herzkranzgefäßerkrankungen schützen kann und wie es das Lipidprofil, die Methionin-Metaboliten und das endotheliale atherogene System beeinflusst. Sie fütterten Kaninchen vier Wochen lang mit verschiedenen Diäten: eine Kontrolldiät, eine Diät mit Cholesterin und Methionin und eine Diät mit Cholesterin, Methionin und Taurin. Die Ergebnisse zeigten, dass Taurin die Hyperhomocysteinämie und Hypermethioninämie signifikant reduzierte, jedoch nicht die Lipidämie (hohe Fettwerte im Blut). **Die Atherosklerose wurde um 64 % reduziert.** Auch die Anzahl der abgestorbenen Endothelzellen, die für die Innenschicht der Blutgefäße wichtig sind, wurde um 30 % reduziert. Taurin konnte jedoch die Hyperlipidämie und bestimmte Proteine, die mit dem Endothel (der inneren Auskleidung der Blutgefäße) in Verbindung stehen, nicht verbessern. Dennoch zeigten die Ergebnisse, dass Taurin die Pathologie der Arterienwand verringert, indem es den Gesamthomocystein- und Methioninspiegel im Blut senkt und die Anzahl der abgestorbenen Endothelzellen reduziert. Diese Ergebnisse deuten darauf hin, dass Taurin antiapoptotische (gegen Zelltod gerichtete) und antiatherogene (gegen Arterienverkalkung gerichtete) Eigenschaften hat, möglicherweise durch eine Normalisierung des Stressniveaus im endoplasmatischen Retikulum (einem Zellorganell).

Taurin als Anti-Aging-Substanz:

Im Alter verändern sich die Konzentrationen verschiedener Moleküle im Blut, von denen einige noch nicht vollständig verstanden sind. Es wurde festgestellt, dass der Gehalt an zirkulierendem Taurin bei Mäusen, Affen und Menschen mit zunehmendem Alter abnimmt. **Durch die Ergänzung mit Taurin konnte dieser Rückgang umgekehrt werden**, was dazu führte, dass bei Mäusen die Gesundheitsspanne (die Zeit, in der sie gesund bleiben) und die Lebenserwartung verlängert wurden, während bei Affen die Gesundheitsspanne verlängert wurde. Mechanistisch gesehen hat Taurin die Alterung von Zellen verlangsamt, vor Telomerasemangel geschützt, die

Funktion der Zellkraftwerke (Mitochondrien) verbessert, DNA-Schäden verringert und Entzündungen reduziert. Bei Menschen wurden niedrigere Taurinspiegel mit mehreren altersbedingten Krankheiten in Verbindung gebracht, während die Taurinkonzentrationen nach intensivem Ausdauertraining anstiegen. Daher könnte ein Mangel an Taurin ein Faktor für den Alterungsprozess sein, da seine Zufuhr die Gesundheitsspanne bei verschiedenen Organismen verlängert hat *(125)*.

Taurin **Kompaktübersicht▼**	
Wirkung:	Taurin hat in vielen Tier-Studien eine ausgezeichnete Wirkung gegen Arteriosklerose gezeigt. Der genaue Wirkmechanismus konnte jedoch noch nicht ermittelt werden.
Dosierungs -Richtwert:	**1-5 g** / Tag (1.000 - 5.000 mg)
€ Kosten:	1 kg gibt es ab ca. 8 € (als Pulver), was ein ganzes Jahr reicht. Die Kosten belaufen sich auf ca. **66 Cent / Monat** (bei 3 g / Tag)
Bezugs- quellen:	In Internetshops (Fitness-Shops)
Studien:	(120) (121) (122) (123) (124) (125)

Angaben ohne Gewähr. Anwendung auf eigene Gefahr!

Wirkung positiv getestet bei:

In vitro (Reagenzglas)	In vivo (Tiere)	In vivo (Mensch)
	✔	

Lumbrokinase
Ein Enzym aus Regenwürmern gegen Fibrin-Ablagerungen

Lumbrokinase ist ein Enzympräparat, das aus dem Sekret von Regenwürmern *(Lumbricus rubellus oder Lumbricus terrestris)* gewonnen wird. Es besteht aus einer Mischung verschiedener Proteasen, die dazu neigen, Fibrin, welches an der Blutgerinnung beteiligt ist, abzubauen. Daher wird Lumbrokinase oft als „fibrinolytisches" Enzym bezeichnet. Lumbrokinase wird als Naturheilmittel verwendet, insbesondere in der alternativen Medizin und bei Anhängern der naturheilkundlichen Therapie, um die Durchblutung zu verbessern und das Risiko von Blutgerinnseln oder Thrombosen zu verringern.

Die Herstellung von Lumbrokinase aus Regenwürmern erfordert in der Regel die Extraktion von Enzymen aus ihrem Sekret. Dies kann auf verschiedene Weisen geschehen, darunter das Sammeln des Sekrets von lebenden Regenwürmern oder die Extraktion der Enzyme aus dem Gewebe der Würmer nach ihrem Tod. In jedem Fall ist es wichtig, ethische und verantwortungsvolle Praktiken sicherzustellen, um sicherzustellen, dass keine unnötigen Schäden oder Leiden für die Regenwürmer entstehen. Einige Hersteller von Lumbrokinase beziehen ihre Enzyme möglicherweise von Züchtern, die speziell für diesen Zweck Regenwürmer züchten. In solchen Fällen wird darauf geachtet, dass die Würmer unter geeigneten Bedingungen gehalten werden, um ihr Wohlbefinden und ihre Gesundheit zu gewährleisten. Es ist jedoch anzumerken, dass nicht alle Hersteller die gleichen ethischen Standards einhalten. Daher ist es für Verbraucher wichtig, sich über die Herkunft und die Herstellungspraktiken der von ihnen verwendeten Lumbrokinase-Produkte zu informieren und sicherzustellen, dass sie von vertrauenswürdigen und seriösen Unternehmen stammen, die sich für den Tierschutz einsetzen.

Eine Studie *(208)* untersuchte die Wirkung von Lumbrokinase auf Herzinfarkte und die zugrunde liegenden Mechanismen. Sie verwendeten ein Rattenmodell eines akuten Myokardinfarkts, indem sie eine der Hauptarterien blockierten, die das Herz versorgt. Die Ergebnisse zeigten, dass **Lumbrokinase die Größe des Herzinfarkts bei den Ratten in Abhängigkeit von der Dosis verringerte.** Die elektrophysiologischen Tests zeigten, dass Lumbrokinase den Calciumstrom und die Calciumkonzentration in den Herzmuskelzellen reduzierte, was dazu beitrug, die Schädigung des Herzmuskels zu begrenzen. Diese Ergebnisse deuten darauf hin, dass Lumbrokinase eine schützende Wirkung gegen Herzinfarkte hat, indem sie die Aktivität des Calciumstroms in den Herzmuskelzellen reduziert.

Eine andere Studie *(209)* untersuchte die Wirkung von Lumbrokinase auf Entzündungsreaktionen bei Ratten mit Herzinfarkt. Die Ratten wurden einer blockierten Herzarterie ausgesetzt, gefolgt von einer Wiedereröffnung, um eine myokardiale Ischämie-Reperfusionsverletzung zu simulieren. Die Ergebnisse zeigten, dass **Lumbrokinase die Herzrhythmusstörungen, die Sterblichkeitsrate und die Schädigung des Herzmuskels reduzierte. Zudem verringerte es die Expression von Entzündungsmediatoren wie Cyclooxygenase-2, induzierbare Stickoxidsynthase und Matrixmetalloproteinase-9** über den Toll-like-Rezeptor 4-Signalweg. Die Studie deutet darauf hin, dass Lumbrokinase eine kardioprotektive Wirkung hat, indem es Entzündungsreaktionen im Zusammenhang mit Herzinfarkten hemmt.

Ob Lumbrokinase auch eine wirksame Behandlung für ischämische Schlaganfälle sein könnte, wurde in einer weiteren Studie *(210)* geprüft. Ischämische Schlaganfälle entstehen durch einen Mangel an Blutversorgung im Gehirn und können zu bleibenden neurologischen Schäden führen. Derzeitige Therapien haben Risiken wie Blutungen. Die Forscher haben Mäuse mit einem künstlich herbeigeführten Verschluss einer wichtigen Hirnarterie behandelt, um ischämische Schlaganfälle zu simulieren. Sie fanden heraus, dass **Lumbrokinase das Ausmaß des Hirninfarkts deutlich reduzierte und die neurologischen Beeinträchtigungen verbesserte.** Des Weiteren entdeckten sie, dass **Lumbrokinase die Aktivität bestimmter Proteine im endoplasmatischen Retikulum des Gehirns dramatisch verringerte. Diese Proteine sind an der Zellzerstörung beteiligt, die nach einem Schlaganfall auftreten kann.** Durch die Hemmung dieser Proteine könnte Lumbrokinase die Zelltodprozesse wie Apoptose und Autophagie sowie entzündliche Reaktionen reduzieren. Die Ergebnisse legen nahe, dass Lumbrokinase als zusätzliche Behandlungsmethode für ischämische Schlaganfälle in Betracht gezogen werden könnte. Es könnte helfen, zukünftige Schlaganfälle zu verhindern und die schädlichen Auswirkungen zu reduzieren.

Lumbrokinase **Kompaktübersicht ▾**	
Wirkung:	Fördert die **Auflösung von Fibrin-Ablagerungen bzw. Blutgerinnseln** und beugt deren Entstehung vor.
Dosierungs -Richtwert:	20 bis 60 mg / Tag
€ Kosten:	ca. **8- 15 €** / Monat (je nach Präparat und Mengenrabatt)
Bezugs- quellen:	Internetshops
Auf was zu achten ist:	Bevor Sie Lumbrokinase einnehmen, ist es wichtig, mit einem Arzt zu sprechen, insbesondere wenn Sie andere Medikamente einnehmen oder gesundheitliche Probleme haben.
Studien:	(208) (209) (210)

Angaben ohne Gewähr. Anwendung auf eigene Gefahr!

Wirkung positiv getestet bei:

In vitro (Reagenzglas)	In vivo (Tiere)	In vivo (Mensch)
✔	✔	

Cayenne-Pfeffer (Capsaicin)
Heiße Reinigung für die Blutgefäße

Cayenne-Pfeffer, bekannt für seine brennende Schärfe, hat sich in letzter Zeit als ein vielversprechendes Mittel zur Förderung der Blutgefäßgesundheit herausgestellt. Die aktive Komponente in Cayenne-Pfeffer, **Capsaicin** genannt, wird nicht nur für ihre Wärme und Schärfe geschätzt, sondern auch

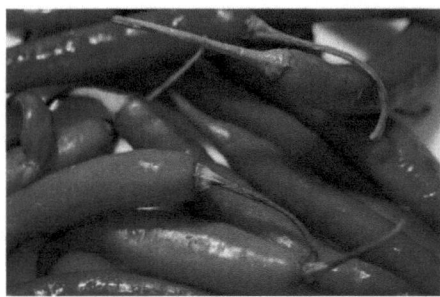

für ihre potenziellen gesundheitlichen Vorteile, insbesondere in Bezug auf Arteriosklerose.

In dieser Studie *(218)* wurde untersucht, ob Capsaicin, ein Wirkstoff in Chilischoten, in niedrigen Dosen bei Mäusen eine Wirkung auf Lungenfibrose hat, indem es den transienten Rezeptorpotentials Vanilloid 1 (TRPV1) stimuliert. Mäuse wurden in verschiedene Gruppen eingeteilt und mit Bleomycin behandelt, um Lungenfibrose zu induzieren. Einige erhielten auch verschiedene Dosen Capsaicin und einen TRPV1-Rezeptorblocker namens SB-452533. Nach 21 Tagen Behandlung wurden Veränderungen im Lungengewebe untersucht. Es wurde festgestellt, dass niedrige Dosen Capsaicin die Bleomycin-induzierte Lungenfibrose signifikant verringerten und den Übergang bestimmter Zellen in der Lunge umkehrten. Dies geschah durch Hemmung bestimmter Signalwege, die mit dem TRPV1-Rezeptor zusammenhängen. Auch wenn die Studie Lungenfibrose und nicht Gefäßfibrose untersuchte, so wirken oral aufgenommene antifibrotische Mittel normalerweise überall im Körper, also auch in den Blutgefäßen.

Weiteres wurde eine Studie *(219)* ins Leben gerufen, ob Capsaicin eine Wirkung auf Leberfibrose hat, die durch Dimethylnitrosamin (DMN) und TGF-β1 induziert wurde, bei Ratten und Leberzellen. Capsaicin zeigte eine hemmende Wirkung auf Leberschäden, Entzündungen und die Anhäufung von Bindegewebe. **Es reduzierte die Expression von bestimmten Proteinen, die mit Fibrose verbunden sind, und blockierte einen Signalweg, der an der Fibroseentwicklung beteiligt ist.**

Eine der weiteren Eigenschaften von Capsaicin ist seine Fähigkeit, den Cholesterinspiegel im Blut zu regulieren. Ein hoher Cholesterinspiegel, insbesondere LDL-Cholesterin (oft als „schlechtes" Cholesterin bezeichnet), ist ein Hauptrisikofaktor für die Entwicklung von Arteriosklerose. Studien haben gezeigt, dass Capsaicin dabei helfen kann, den LDL-Cholesterinspiegel zu senken, indem es die Oxidation von LDL-Cholesterin verhindert und den Abbau von bereits vorhandenem Plaque in den Arterien fördert.

Darüber hinaus hat Capsaicin entzündungshemmende Eigenschaften, die ebenfalls zur Vorbeugung von Arteriosklerose beitragen können. Entzündungen spielen eine Schlüsselrolle bei der Entstehung und Progression von Arteriosklerose. Indem Capsaicin Entzündungen reduziert, kann es dazu beitragen, die Arterien gesund zu erhalten und das Risiko von Herz-Kreislauf-Erkrankungen zu verringern.

Eine weitere bemerkenswerte Wirkung von Capsaicin ist seine Fähigkeit, den Blutdruck zu senken. Hoher Blutdruck ist ein weiterer bedeutender Risikofaktor für Arteriosklerose und Herz-Kreislauf-Erkrankungen. Capsaicin kann dazu beitragen, den Blutdruck zu senken, indem es die Blutgefäße erweitert und die Durchblutung verbessert, was wiederum die Belastung des Herzens verringert und das Risiko von Arteriosklerose senkt.

Bei spontan hypertensiven Ratten, die zu Schlaganfällen neigen, erhöht die Nahrungsaufnahme von Capsaicin die Aktivierung und Expression von eNOS im Gehirngefäßsystem, ein Effekt, der mit einer Verringerung der arteriolären Hypertrophie, einer Verzögerung des Auftretens von Schlaganfällen und einer Verlängerung der mittleren Überlebenszeit verbunden ist *(94)*.

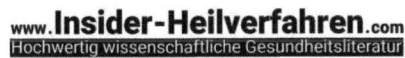

In einer Studie an Hamstern *(95)* reduzierte die Verabreichung von Capsaicin atherotische Ablagerungen in den Gefäßen nach 6 Wochen. Zusätzlich reduzierte sich der Cholesterinspiegel.

Diese universale Anti-Aging-Substanz kann noch mehr:

Capsaicin für eine gute Verdauung

Capsaicin kann die Verdauung anregen, indem es die Magensäureproduktion erhöht und die Magenentleerung beschleunigt. Es kann auch die Sekretion von Verdauungsenzymen fördern. Diese Wirkungen können bei der Linderung von Verdauungsbeschwerden wie Blähungen, Magenkrämpfen und Verstopfung hilfreich sein.

Capsaicin gegen „erblich bedingten" Haarausfall

In einer klinischen Studie an Menschen mit allen Formen von Glatzenbildung, darunter auch die androgenetische Alopezie („erblich bedingter" Haarausfall) waren die Plasmaspiegel von IGF-1 bei 31 Probanden mit Alopezie fünf Monate nach der oralen Verabreichung von Capsaicin (6 mg/Tag) und Soja-Isoflavone (75 mg/Tag) gegenüber den Ausgangswerten verdoppelt. Während sie in der Placebo-Gruppe bei den 17 Probanden mit Glatze nicht erhöht waren. Die Anzahl der Probanden mit Alopezie, die 5 Monate nach der Verabreichung eine Förderung des Haarwachstums zeigten, war signifikant höher unter den Probanden, denen Capsaicin + Soja-Isoflavone verabreicht wurden: **64,5 %** in der Wirkstoffgruppe vs. **11,8 %** in der Placebogruppe *(Studie 96)*. Weitere Insider-Heilverfahren gegen „erblich bedingten" Haarausfall, finden Sie in meinem Buch *„Die wahren Ursachen der erblich bedingten Glatzenbildung, die nur Insider kennen".*

Capsaicin kann Schmerzen lindern

Capsaicin wird häufig zur Linderung von Schmerzen eingesetzt. Es wirkt, indem es die Freisetzung von Substanz P, einem Neurotransmitter, der an der Schmerzübertragung beteiligt ist, hemmt. Durch die Anwendung von Capsaicin auf die Haut kann eine vorübergehende Schmerzlinderung bei verschiedenen Erkrankungen wie Arthritis, Neuralgien, Rückenschmerzen und Muskelschmerzen erreicht werden.

Cayenne-Pfeffer (Capsaicin) **Kompaktübersicht ▾**	
Wirkung:	• Anti-fibrotisch • Entzündungshemmend • Schmerzlindernd • Blutdrucksenkend • Cholesterinsenkend • Durchblutungsfördernd
Dosierungs-Richtwert:	Steigern Sie die Dosis langsam, beginnen Sie mit ½ Teelöffel/Tag.
€ Kosten:	Ab 10 € / kg
Bezugs-quellen:	Diverse Internetshops
Auf was zu achten ist:	Steigern Sie die Dosis langsam, beginnen Sie mit 1 Teelöffel/Tag. In zu hohen Dosen kann es brennen und abführend wirken!
Studien:	(94) (95) (96)

Angaben ohne Gewähr. Anwendung auf eigene Gefahr!

Wirkung positiv getestet bei:

In vitro (Reagenzglas)	In vivo (Tiere)	In vivo (Mensch)
✔	✔	

Mariendistel (Silymarin)
Lila Power für gesunde Gefäße

Mariendistel, botanisch als *Silybum marianum* bekannt, ist eine Pflanze, die seit Jahrhunderten in verschiedenen Kulturen für ihre medizinischen Eigenschaften geschätzt wird. Ursprünglich im Mittelmeerraum beheimatet, wird die Mariendistel heute weltweit angebaut und ist bekannt für ihre heilenden Eigenschaften, insbesondere im Zusammenhang mit Lebererkrankungen und Fibrose. In jüngerer Zeit haben Studien auch ihre potenzielle Wirksamkeit bei der Bekämpfung von Arteriosklerose aufgezeigt.

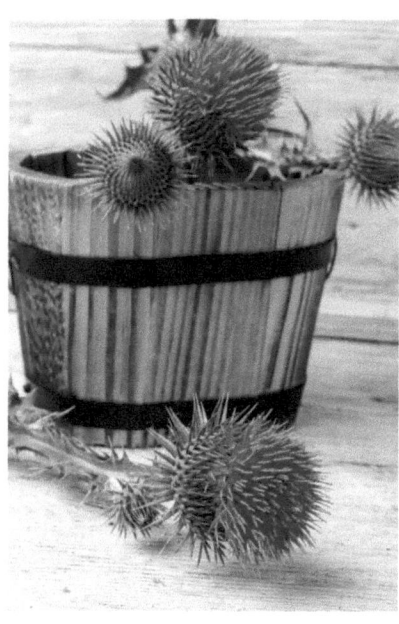

Forschungen haben gezeigt, dass die aktiven Verbindungen in der Mariendistel, insbesondere **Silymarin**, entzündungshemmende und antioxidative Eigenschaften besitzen, die dabei helfen, Arteriosklerose zu bekämpfen. Antioxidantien können freie Radikale neutralisieren, die Zellen schädigen und zu Entzündungen beitragen, die Arteriosklerose fördern. Darüber hinaus wurde festgestellt, dass Silymarin die Blutfettwerte reguliert und den Cholesterinspiegel senkt.

Silymarin hat gezeigt, dass es entzündungshemmende und antifibrotische Eigenschaften besitzt, die dazu beitragen können, die Bildung von überschüssigem Bindegewebe zu reduzieren und die Narbenbildung zu verhindern. Durch die Hemmung von Entzündungsprozessen und die Förderung der Regeneration geschädigter Gewebe kann die Mariendistel dazu beitragen, Fibrose zu verlangsamen oder sogar umzukehren.

In dieser Studie *(222)* wurde die Wirkung von Silymarin auf die Gesundheit der Blutgefäße untersucht. Die Forscher konzentrierten sich auf die Rolle der extrazellulären signalregulierten Kinase (Erk)-5, die wichtig für die Gesundheit der Endothelzellen ist, die die Blutgefäße auskleiden. Oxidiertes LDL-Cholesterin wurde als Faktor identifiziert, der zu Schäden an den Endothelzellen und Arteriosklerose führen kann. In der Studie wurde festgestellt, dass **Silymarin die Gesundheit der Endothelzellen verbesserte**, indem es die Expression von Erk-5 erhöhte und wichtige Marker für gesunde Endothelzellen wie vWF und eNOS steigerte. Gleichzeitig reduzierte es die Expression von ICAM-1, einem Marker für Entzündung und Dysfunktion der Endothelzellen. In Tierexperimenten an Mäusen mit fettreicher Ernährung wurde ebenfalls eine positive Wirkung von Silymarin beobachtet, was auf seine mögliche Rolle als wirksamer Wirkstoff zur Vorbeugung von Arteriosklerose hinweist.

Bei der chronischen Schistosomiasis, einer Infektion mit Schistosoma mansoni, ist die Leberfibrose mit erhöhtem Druck in der Pfortader verbunden, was zu gesundheitlichen Problemen führt. Silymarin wird häufig gegen Lebererkrankungen eingesetzt. In dieser Studie *(223)* wurde untersucht, ob Silymarin helfen kann, bereits vorhandene Leberfibrose bei chronischer Schistosomiasis umzukehren. Die Forscher gaben Silymarin oder eine Kontrollsubstanz Mäusen mit Schistosomiasis und untersuchten die Auswirkungen. Die Silymarin-Behandlung reduzierte das Gewicht der Leber, die Größe von Gewebeveränderungen in der Leber und bestimmte Enzyme im Blut, die auf Leberschäden hinweisen. **Es verringerte auch die Leberfibrose und beeinflusste die Konzentrationen bestimmter Proteine im Blut, die mit Entzündung und Fibrose in Verbindung stehen.** Die Forscher fanden heraus, dass **Silymarin die Produktion von Kollagen, einem Hauptbestandteil von Narbengewebe, hemmte**, was zur Verbesserung der Fibrose beitrug. Auch wenn es sich bei dieser Studie um Leberfibrose und nicht um Blutgefäßfibrose handelte, ist es in der Regel so, dass oral aufgenommene antifibrotisch wirkende Naturheilmittel sich im ganzen Körper verteilen und daher auch gegen andere Fibrosen im Körper wirksam sein sollten.

In dieser Studie *(224)* wurde untersucht, ob Silymarin gegen Peritonealfibrose *(Peritonealfibrose ist eine Erkrankung, bei der sich Bindegewebe im Bauchraum/Peritoneum verdickt und vernarbt)* helfen kann. Die Forscher verwendeten Mausmodelle und Zellkulturen, um die Wirkung von Silymarin zu untersuchen. Sie fanden heraus, dass Silymarin die peritoneale Dysfunktion verringerte und die Bildung von Fibrose linderte. **Silymarin verringerte auch die Expression bestimmter Proteine, die mit Fibrose verbunden sind wie TGF-β1, Kollagen I und Fibronektin.**

Mariendistel (Silymarin) **Kompaktübersicht ▾**	
Wirkung:	anti-fibrotisch, entzündungshemmend, antioxidativ
Dosierungs-Richtwert:	**200 - 600 mg** / Tag
€ Kosten:	**4 – 12 € / Monat** (je nach Dosierung)
Bezugs-quellen:	In Drogerien, Apotheken, Internetshops
Auf was zu achten ist:	Achten Sie darauf, dass es sich um Mariendistelsamen-**Extrakt** handelt. Nur dieser hat die Wirkstoffe in hoher Konzentration. Von 200 mg Mariendistelextrakt sollten mindestens ca. 160 mg Silymarin sein. In seltenen Fällen kann es zu allergischen Reaktionen, Durchfall oder Bauchschmerzen kommen. Von den meisten Menschen wird Mariendistel allerdings gut vertragen.
Studien:	(222) (223) (224)

Angaben ohne Gewähr. Anwendung auf eigene Gefahr!

Wirkung positiv getestet bei:

In vitro (Reagenzglas)	In vivo (Tiere)	In vivo (Mensch)
✔	✔	

Knoblauch
Dünnes Blut und jugendliche Blutgefäße
mit der Knolle der 100-jährigen

Knoblauch ist seit langem nicht nur als Gewürz in der Küche bekannt, sondern auch für seine potenziellen gesundheitlichen Vorteile. Insbesondere

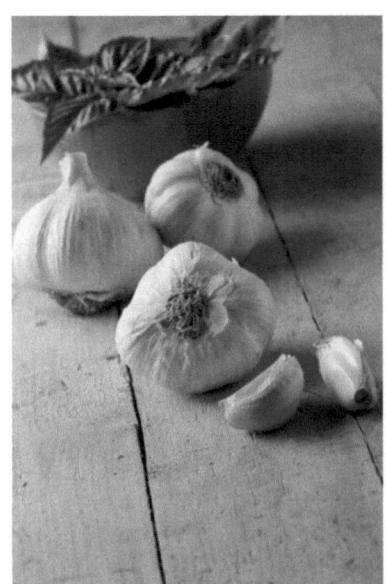

wird Knoblauch als natürliches Mittel zur Vorbeugung und Behandlung von Arteriosklerose betrachtet. Eine der Schlüsselkomponenten von Knoblauch, die für seine gesundheitlichen Vorteile verantwortlich gemacht wird, ist **Allicin**. Dies ist eine Verbindung, die während des Zerkleinerns oder Zerdrückens von frischem Knoblauch entsteht und ihm seinen charakteristischen Geruch und Geschmack verleiht. Studien haben gezeigt, dass Allicin entzündungshemmende, antioxidative und blutverdünnende Eigenschaften hat.

In einer Studie *(190)* wurde untersucht, wie sich Knoblauch im Vergleich zu Plavix *(Plavix ist ein Handelsname für den Wirkstoff Clopidogrel, der zur Gruppe der Thrombozytenaggregationshemmer gehört. Es wird häufig zur Verhinderung von Blutgerinnseln eingesetzt, insbesondere nach Herzinfarkten, Schlaganfällen und anderen Herz-Kreislauf-Erkrankungen)* auf die Blutplättchenaggregation auswirkt. Die Forscher haben 36 gesunde Freiwillige in vier Gruppen eingeteilt, die entweder verschiedene Dosen Knoblauch oder Plavix erhielten. Nach der Einnahme wurden die Blutplättchenaggregation und die Blutungszeit gemessen und mit den Werten vor der Studie verglichen. **Die Ergebnisse zeigten, dass die Blutplättchenaggregation nach der Einnahme von 1.200 oder 2.400 mg**

Knoblauch signifikant abnahm, wenn sie durch bestimmte Agonisten ausgelöst wurde. Die Blutungszeit verlängerte sich ebenfalls bei denjenigen, die 2.400 mg Knoblauchtabletten einnahmen. Dies legt nahe, dass Knoblauch die Blutplättchenaggregation hemmt und daher als ergänzende Behandlung zur Reduzierung dieses Risikofaktors für Herz-Kreislauf-Erkrankungen empfohlen wird.

In einer weiteren Studie *(193)* untersuchte die Auswirkungen von gealtertem Knoblauchextrakt* auf Bluthochdruck und kardiovaskuläre Gesundheit. Dabei nahmen 88 Personen mit unkontrolliertem Bluthochdruck an einer 12-wöchigen Studie teil. Die Teilnehmer erhielten entweder täglich gealterten Knoblauchextrakt oder ein Placebo. Die Ergebnisse zeigten, dass der **systolische Blutdruck in der Knoblauchgruppe im Vergleich zum Placebo signifikant gesenkt wurde.** Auch der zentrale Blutdruck und die **arterielle Steifheit verbesserten sich tendenziell mehr in der Knoblauchgruppe.** Darüber hinaus wurden positive Trends bei Entzündungsmarkern und anderen kardiovaskulären Risikofaktoren beobachtet. Der gealterte Knoblauchextrakt wurde gut vertragen und erhöhte das Blutungsrisiko bei Personen, die blutverdünnende Medikamente einnahmen, nicht. Die Studie legt nahe, dass gealterter Knoblauchextrakt eine wirksame und sichere Option zur Senkung des Blutdrucks und zur Verbesserung der kardiovaskulären Gesundheit bei Personen mit Bluthochdruck sein kann.

Was ist Gealterter Knoblauchextrakt?

Gealterter Knoblauchextrakt entsteht durch einen speziellen Alterungsprozess von Knoblauch, bei dem frischer Knoblauch über einen längeren Zeitraum fermentiert wird. Während dieses Prozesses wandeln Enzyme und Mikroorganismen in Knoblauch bestimmte Inhaltsstoffe um, was zu einer Veränderung seiner chemischen Zusammensetzung führt. Diese Alterung kann dazu beitragen, dass bioaktive Verbindungen wie S-Allylcystein und andere schwefelhaltige Verbindungen im Knoblauch verstärkt werden. Gealterter Knoblauchextrakt wird oft als Nahrungsergänzungsmittel verwendet, da ihm verschiedene gesundheitliche Vorteile zugeschrieben werden, darunter eine mögliche Senkung des Blutdrucks und eine Verbesserung der Herz-Kreislauf-Gesundheit.

Keine Blutungsgefahr bei Kombination mit Warfarin:

In einer Studie *(194)* wurde untersucht, ob die gleichzeitige Anwendung von gealtertem Knoblauchextrakt und dem Blutverdünner Warfarin sicher ist. Dazu wurden 48 Patienten mit einer oralen Antikoagulationstherapie mit Warfarin in eine doppelblinde, randomisierte, placebokontrollierte Pilotstudie aufgenommen. Die Patienten erhielten entweder gealterten Knoblauchextrakt oder ein Placebo über einen Zeitraum von 12 Wochen zweimal täglich. Es wurden mögliche Blutungen und thromboembolische Episoden überwacht. **Weder in der Placebo- noch in der Knoblauchextrakt-Gruppe wurde eine erhöhte Blutungsgefahr festgestellt.** Die häufigsten unerwünschten Ereignisse waren Kopfschmerzen, Müdigkeit, Erkältungen und Schwindel, jedoch gab es keinen signifikanten Unterschied in der Häufigkeit dieser Ereignisse zwischen den Gruppen. **Die Ergebnisse legen nahe, dass gealterter Knoblauchextrakt relativ sicher ist und kein ernsthaftes Blutungsrisiko für Patienten unter oraler Antikoagulationstherapie mit Warfarin darstellt.**

Vor einer Operation sollten Sie allerdings auf Knoblauch verzichten:

Eine Studie *(196)* berichtet über zwei Patienten, die vor einer Operation Knoblauchpräparate eingenommen hatten, ohne dass dies ihren Ärzten bekannt war. Während der Operation stellte sich heraus, dass ihr Blut nicht richtig gerinnt, was zu Komplikationen führte. **Es wird empfohlen, die Einnahme von Knoblauchpräparaten mindestens sieben Tage vor einer geplanten Operation zu beenden, um das Risiko von Blutungsproblemen zu reduzieren.**

Wissenschaftler untersuchten wie sich der tägliche Verzehr einer frischen Knoblauchzehe auf die Produktion von Thromboxan in den Blutplättchen auswirkt. Die Studie *(195)* umfasste eine Gruppe von Männern im Alter zwischen 40 und 50 Jahren, die über einen Zeitraum von 16 Wochen täglich eine Zehe frischen Knoblauch aßen. Jeder Teilnehmer diente als seine eigene Kontrolle. Die Ergebnisse zeigten, dass **nach 26 Wochen des Knoblauchkonsums das Cholesterin im Blutserum um etwa 20 % gesunken war und die Thromboxanproduktion um etwa 80 % gesunken war.** Es gab jedoch keine Veränderung im Blutzuckerspiegel. Dies legt nahe, dass der **regelmäßige Verzehr von frischem Knoblauch über einen längeren Zeitraum dazu beitragen könnte, Thrombosen vorzubeugen.**

Die verschiedenen Arten von Knoblauch:

- **Knoblauch-*Extrakte*** können eine höhere Konzentration bestimmter Wirkstoffe wie Ajoen enthalten, was möglicherweise zu einer stärkeren biologischen Wirkung führen kann. Allerdings kann *frischer* Knoblauch auch andere nützliche Verbindungen enthalten, die möglicherweise in Extraktform verloren gehen oder in ihrer Wirksamkeit beeinträchtigt werden könnten.

- **Auch der *gealterte* Knoblauch** hat Wirkstoffe, die der frische Knoblauch nicht hat.

- **Schwarzer Knoblauch** ist fermentierter Knoblauch, der durch eine langsame Fermentations- und Oxidationsphase von frischem Knoblauch hergestellt wird. Während des Fermentationsprozesses verändert sich die Farbe des Knoblauchs von weiß zu schwarz, und sein Geschmack und seine Textur ändern sich ebenfalls. Schwarzer Knoblauch hat im Allgemeinen einen süßlichen, leicht klebrigen Geschmack und eine weichere Konsistenz im Vergleich zum frischen Knoblauch. In Bezug auf die gesundheitlichen Vorteile ist schwarzer

Knoblauch ähnlich wie weißer Knoblauch, behält aber einige zusätzliche Eigenschaften aufgrund des Fermentationsprozesses bei. Während der Fermentation entstehen bestimmte Verbindungen wie S-Allylcystein, die antioxidative Eigenschaften haben und mit verschiedenen gesundheitlichen Vorteilen in Verbindung gebracht werden, darunter die Unterstützung des Immunsystems und die Senkung des Cholesterinspiegels. Obwohl schwarzer Knoblauch einige einzigartige gesundheitliche Vorteile bieten kann, ist die Forschung zu diesem Thema noch begrenzt, und es gibt nicht genügend Beweise, um definitiv zu sagen, dass schwarzer Knoblauch wirksamer ist als weißer Knoblauch.

Knoblauch ist das „Minoxidil der Natur":

Minoxidil und Knoblauch sind beides SUR2-Öffner. SUR2 steht für „Sulfonylharnstoff-Rezeptor 2". Minoxidil ist ein schulmedizinischer Wirkstoff, der zur Behandlung von Haarausfall und Bluthochdruck eingesetzt wird. Es wirkt, indem es die Blutgefäße erweitert und so den Blutfluss erhöht. Dabei öffnet es die ATP-sensitive Kaliumkanäle (KATP-Kanäle) in glatten Muskelzellen der Blutgefäße, was zu einer Hyperpolarisation der Zellen führt und letztendlich zur Vasodilatation beiträgt. Dieser Mechanismus macht Minoxidil zu einem SUR2-Öffner. Knoblauch enthält auch Verbindungen, die als SUR2-Öffner bekannt sind, vor allem Allicin.

SUR2-Öffner haben eine entspannende Wirkung auf die glatte Muskulatur der Blutgefäße, was zur Weitung der Gefäße führen kann. Diese Wirkung kann helfen, den Blutdruck zu senken und die Durchblutung zu verbessern. Daher wird angenommen, dass Knoblauch durch seine Fähigkeit, als SUR2-Öffner zu wirken, zur Verbesserung der Herz-Kreislauf-Gesundheit beiträgt.

Sulfonylharnstoff-Rezeptor 2 (SUR2) ist mit ATP-sensitiven Kaliumkanälen (KATP-Kanälen) assoziiert. Wenn SUR2 aktiviert wird, führt dies dazu, dass die KATP-Kanäle geöffnet werden. Diese Kanäle befinden sich in der

Zellmembran von Muskel- und anderen Zellen und sind wichtig für die Regulation des Zellstoffwechsels und der Zellaktivität. Wenn die KATP-Kanäle geöffnet sind, führt dies typischerweise dazu, dass Kaliumionen aus der Zelle strömen. Dies bewirkt eine Hyperpolarisation der Zellmembran, was wiederum dazu führt, dass die Zelle weniger empfindlich auf Reize reagiert. In Gefäßmuskeln kann dies zur Entspannung der glatten Muskulatur führen, was wiederum zu einer Erweiterung der Blutgefäße und zu einem Abfall des Blutdrucks führen kann.

Knoblauch ist zusammen mit Vitamin C deutlich wirksamer:

Vitamin C allein führte zu keinen Veränderungen des systolischen oder diastolischen Blutdrucks. Im Gegensatz dazu führte Knoblauch zu einer signifikanten Senkung des mittleren systolischen, nicht jedoch des diastolischen Blutdrucks. Aber die Kombination von Knoblauch + Vitamin C führte zu einer deutlichen Senkung des mittleren systolischen und diastolischen Blutdrucks auf Referenzbereiche *(269)*.

Tipps zur Reduzierung des Knoblauchgeruchs:

- **Zitronensaft oder Zitronenschale:** Zitronensaft kann helfen, den Geruch zu überdecken. Sie können frischen Zitronensaft über Ihr Gericht träufeln oder etwas Zitronenschale hinzufügen.

- **Petersilie:** Frische Petersilie hat einen starken Geschmack und kann dazu beitragen, den Geruch zu neutralisieren. Streuen Sie gehackte Petersilie über Ihr Gericht oder essen Sie sie roh nach dem Knoblauchverzehr.

- **Minze:** Minzeblätter haben einen erfrischenden Geschmack und können den Knoblauchgeruch maskieren. Kauen Sie einige Minzblätter oder trinken Sie Minztee nach dem Essen von Knoblauch.
- **Apfelessig:** Ein kleiner Schluck Apfelessig nach dem Essen von Knoblauch kann helfen, den Geruch zu reduzieren.

- **Kaffeebohnen:** Einige Menschen finden, dass das Kauen von Kaffeebohnen den Geruch neutralisiert. Dies kann jedoch dazu führen, dass Sie nach Kaffee riechen, wenn Sie es nicht mögen.

- **Ingwer:** Ingwer hat einen starken Geschmack, der den Knoblauchgeruch überdecken kann. Essen Sie ein Stück frischen Ingwer oder trinken Sie Ingwertee.

Knoblauch **Kompaktübersicht ▼**	
Wirkung:	Verdünnt das Blut, senkt den Blutdruck. Bei Tieren führte es auch zur Reduktion von Gefäßablagerungen und erhöhte die Elastizität der Blutgefäße
Dosierungs-Richtwert:	**Frischer Knoblauch:** Jeden Tag eine Knolle **(Gealterter) Knoblauch-Extrakt:** 500 – 1.000 mg / Tag **Zusammen mit Vitamin C senkt es den Blutdruck stärker.**
€ Kosten:	ca. **10 €** / Monat (wenn der Extrakt konsumiert wird)
Bezugs-quellen:	Internetshops, Apotheken, Reformhäuser
Auf was zu achten ist:	**Verwenden Sie keinen Knoblauch eine Woche vor einer Operation, da Knoblauch die Blutungszeit erhöht!**
Studien:	(190) (193) (194) (195) (196)

Angaben ohne Gewähr. Anwendung auf eigene Gefahr!

Wirkung positiv getestet bei:

In vitro (Reagenzglas)	In vivo (Tiere)	In vivo (Mensch)
	✔	✔

Essentielle Fettsäuren (Omega 3 + Omega 6)
Natürliche Blutverdünnung und Entzündungshemmung

Hierbei handelt es sich um **Omega 3** – und **Omega 6**-Fettsäuren. Diese Fettsäuren werden im Körper zu so genannten „Prostaglandinen" (Gewebshormonen) umgewandelt. Dies hat nicht nur eine starke **Entzündungshemmung** zur Folge, sondern auch eine starke **Erhöhung der Durchblutung**. Das Prostaglandin E1 wird sogar in der Schulmedizin standardmäßig zur Erhöhung der Durchblutung in Notfällen eingesetzt! Das Besondere am **Borretschöl** ist sein hoher Gehalt an der **Gamma-Linolensäure**. Das ist eine entzündungshemmende Omega-6-Fettsäure, die außer im Borretschöl (Gehalt 20-25%), nur noch im Nachtkerzenöl (zu 10%), im schwarzen Johanisbeersamenöl (zu 15%) und im Hanföl vorkommt (ca. 5%). Das beste Preis-Leistungsverhältnis hat jedoch das Borretschöl.

Fischöl enthält Fettsäuren der Omega 3-Gruppe, die ebenso entzündungshemmend wirken. Während die Gamma-Linolensäure weiter zu Prostaglandinen der Serie 1 verstoffwechselt wird (hauptsächlich Prostaglandin E1), so wird das Fischöl zu Prostaglandinen der Serie 3 verstoffwechselt. Beide gehören zur Gruppe der entzündungshemmenden Prostaglandine (Gewebshormone). **Studien zeigen, dass sich beide Öle optimal ergänzen** und einen tollen Synergie-Effekt haben.

Fischöl verringert die Blutplättchenaggregation (verdünnt das Blut) und erhöht die Fließfähigkeit des Blutes um das 1,75-fache:

Einundzwanzig männliche Probanden wurden nach dem Zufallsprinzip entweder einer mit Olivenöl oder mit Fischöl ergänzten Gruppe zugeordnet, um die Auswirkungen dieser Öle auf die kapillare Blutflussgeschwindigkeit (CBV) im Nagelfalzbereich zu bestimmen. Den Probanden wurden die Öle drei Wochen lang verabreicht (1,5 g Öl/10 kg Körpergewicht/Tag). Zusätzlich zu den Plasmalipidprofilen wurden vor und nach der diätetischen

Intervention auch die Blutviskosität, der Blutdruck sowie die Fettsäuren der Blutplättchen und Erythrozyten bestimmt. **Die Ergänzung mit Fischöl erhöhte den Blutfluss signifikant um das 1,75-fache** Die Olivenölgruppe blieb unverändert. Die Plasmatriglyceride waren in der mit Fischöl ergänzten Gruppe signifikant verringert. In der Olivenöl-Gruppe kam es jedoch zu einem stärkeren Abfall des Blutdrucks. Vermutlich aufgrund der fettlöslichen sekundären Pflanzenstoffe der Olive *(92)*.

Fischöl senkt den Blutdruck:

In einer Meta-Analyse *(93)* sollte überprüft werden, wie stark Fischöl den Blutdruck senkt. Die mittlere Senkung des Blutdrucks durch Fischöl betrug in den 31 Studien -3,0/-1,5 mm Hg. Es gab einen statistisch signifikanten Dosis-Wirkungs-Effekt, wenn die Studien nach der Omega-3-Fettsäure-Dosis gruppiert wurden:

- -1,3/-0,7 mm Hg bei Dosen < oder = 3 g/Tag
- -2,9/-1,6 mm Hg bei 3,3 bis 7 g /Tag und
- -8,1/-5,8 mm Hg bei 15 g/Tag.

Sowohl Eicosapentaensäure als auch Docosahexaensäure (beide Bestandteil von Fischöl) standen in signifikantem Zusammenhang mit der Blutdruckreaktion. Bei gesunden Probanden ohne Bluthochdruck, kam es zu keinem weiteren Blutdruckabfall.

In einer Studie *(91)* an Ratten senkte auch **Borretschöl** den Blutdruck. Dieser Effekt ist nicht verwunderlich. Denn durch die Gefäßweitstellung, verringert sich auch der Blutdruck.

Essentielle Fettsäuren auch gegen (Gefäß)verkalkung:

In einer Studie *(230)* wurde untersucht, welches Tiermodell am besten zur Untersuchung von Nierenverkalkungen geeignet ist. Dabei stellte sich heraus, dass die intraperitoneale Injektion von 10 % Calciumgluconat bei weiblichen Sprague-Dawley-Ratten am effektivsten war, um intrarenale

Verkalkungen zu induzieren. Anschließend wurde die Hypothese getestet, dass die Supplementierung mit essentiellen Fettsäuren die Bildung von Nierenverkalkungen verringern könnte. Die Forscher fanden heraus, dass eine Kombination aus **Fischöl und Nachtkerzenöl tatsächlich signifikant dazu beitrug, die Verkalkung des Nierenparenchyms zu reduzieren.** Bei Tieren, die die Nahrungsergänzung erhielten, betrug die Verkalkung des Nierenparenchyms etwa 320–370 Mikrogramm Calcium pro Gramm Trockengewicht, im Vergleich zu 940 Mikrogramm bei Tieren ohne Nahrungsergänzung dieser Fettsäuren. Besonders interessant war, dass eine Kombination aus Eicosapentaensäure (EPA) und Gamma-Linolensäure (GLA) besonders wirksam war. Eine Nahrungsergänzung mit einem kombinierten Ölpräparat, das beide Fettsäuren enthielt, war effektiver als die Öle einzeln. Es wurde festgestellt, dass eine Mischung mit niedrigerer Konzentrationen der beiden Säuren, aber in Kombination, genauso wirksam war wie höhere Konzentrationen der Säuren allein.

Borretschöl/Nachtkerzenöl gegen Krebs:

Gamma-Linolensäure in Form von Nachtkerzenöl + Vitamin C wurde an sechs Patienten mit Leberkrebs verabreicht. In 3 Fällen (50%) kam es zu einer klinischen Verbesserung und Verringerung der Tumorgröße. Ein Patient zeigte eine bemerkenswerte Verbesserung bei der Verringerung der Leber- und Tumorgröße *(Studie 305)*. Ausführliche Informationen zum Thema Krebs finden Sie in meinem Buch *„Insider-Heilverfahren gegen Krebs".* Ausführliche Informationen zum Thema Öle, finden Sie in meinem Buch *„Das Märchen vom bösen, entzündungsfördernden Omega 6".*

Auch Alpha-Linolensäure (ALA) schützt Ihre Gesundheit:

Eine Studie *(271)* untersuchte den Zusammenhang zwischen der Aufnahme von Alpha-Linolensäure (ALA) durch die Nahrung und dem Risiko für tödliche ischämische Herzkrankheiten bei Frauen. Dazu wurden 76.283 Frauen ohne vorherige

So viel ALA steckt in:
Leinsamen: Ca. **22-23 %**
Leinöl: Ca. **53-55 %**
Chiasamen: Ca. **17-18 %**
Chiaöl: Ca. **60-65 %**

Krebs- oder Herz-Kreislauf-Erkrankungen über einen Zeitraum von 10 Jahren beobachtet. Die Ergebnisse zeigten, dass eine **höhere Aufnahme von ALA mit einem geringeren Risiko für tödliche Herzkrankheiten verbunden war.** Diese Studie legt nahe, dass eine Ernährung, die reich an ALA ist, das Risiko für tödliche Herzkrankheiten senkt.

Essentielle Fettsäuren **Kompaktübersicht ▼**	
Wirkung:	Wirken entzündungshemmend, fördern die Durchblutung, senken den Blutdruck, verdünnen das Blut und fördern die Fließfähigkeit des Blutes
Dosierungs-Richtwert:	Von beiden Ölen jeweils 5 ml (1 Teelöffel) täglich: Borretschöl + entweder Fischöl, Leinöl oder Algenöl
€ Kosten:	1 Liter Borretschöl gibt es ab ca. 50 € (ca. 7,50 € / Monat) 1 Liter Fischöl ab ca. 10 € (ca. 1,50 € / Monat)
Bezugs-quellen:	In Internetshops
Studien:	(91) (305)

Angaben ohne Gewähr. Anwendung auf eigene Gefahr!

Wirkung positiv getestet bei:

In vitro (Reagenzglas)	In vivo (Tiere)	In vivo (Mensch)
✔	✔	✔

Rosmarinextrakt
Das immergrüne Allroundtalent für gesunde Gefäße

In einer Studie *(186)* wurde untersucht, wie sich die Einnahme von Rosmarinextrakt auf die Gesundheit der Blutgefäße bei gesunden jungen Menschen auswirkt. Die Teilnehmer erhielten **21 Tage lang täglich Rosmarinextrakt**, der aus verschiedenen Polyphenolen besteht. Vor und 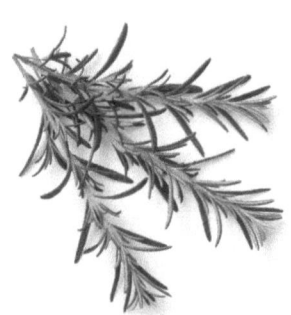 nach der Behandlung wurden verschiedene Blutwerte gemessen, um die Gesundheit der Blutgefäße zu beurteilen. Die Ergebnisse zeigten, dass die **Einnahme von Rosmarinextrakt zu einer signifikanten Verbesserung der Endothelfunktion führte, was darauf hinweist, dass die Gesundheit der Blutgefäße verbessert wurde.** Darüber hinaus sank der Spiegel eines spezifischen Blutmarkers *(Plasminogen-Aktivator-Inhibitor-1)**, der mit dem Risiko von Herz-Kreislauf-Erkrankungen verbunden ist. Diese Ergebnisse legen nahe, dass die Einnahme von Rosmarinextrakt das Potenzial hat, die Gesundheit der Blutgefäße zu verbessern, selbst bei jungen und gesunden Personen.

*Plasminogen-Aktivator-Inhibitor-1 (PAI-1) ist ein Protein, das im Blutkreislauf vorkommt und eine wichtige Rolle bei der Regulation der Blutgerinnung spielt. Es wird hauptsächlich in der Leber produziert und kann in verschiedenen Geweben im Körper gefunden werden. PAI-1 hemmt die Aktivität von Plasminogen-Aktivatoren, Enzymen, die Plasminogen in Plasmin umwandeln, welches wiederum an der Auflösung von Blutgerinnseln beteiligt ist. Ein hoher Spiegel von PAI-1 im Blut kann das Risiko von Blutgerinnseln und thrombotischen Ereignissen wie Herzinfarkten und Schlaganfällen erhöhen.

Das Ziel einer Studie *(183)* war es, Kräuter zu finden, die die Bildung von gefährlichen Blutgerinnseln verhindern können, die zu Herzinfarkten oder Schlaganfällen führen können. Die Forscher haben verschiedene Kräuter untersucht, indem sie ihre Säfte auf ihre Fähigkeit getestet haben, Blutgerinnsel zu verhindern. Sie fanden heraus, dass **Thymian und Rosmarin besonders effektiv waren, um Blutgerinnsel zu verhindern**, sowohl im Labor als auch bei Mäusen.

In einer weiteren Studie *(185)* wurde untersucht, wie sich die langfristige Einnahme von Rosmarin und Thymian auf die Blutgerinnung und die Bildung von Blutgerinnseln auswirkt. Mäuse erhielten über einen Zeitraum von 12 Wochen eine fettreiche Diät, die entweder Rosmarin oder Thymian enthielt. Die Ergebnisse zeigten, dass sowohl Rosmarin als auch Thymian die Bildung von Blutgerinnseln in den Arterien signifikant hemmten. Beide Kräuter verringerten auch die Aktivität der Blutplättchen und verbesserten die Funktion der Blutgefäße. Diese Ergebnisse deuten darauf hin, dass die langfristige Einnahme von Rosmarin und Thymian eine **antithrombotische Wirkung haben, was bedeutet, dass sie die Bildung von Blutgerinnseln vorbeugen können.** Es wurde jedoch festgestellt, dass diese Wirkung nicht zu einer längeren Blutungszeit führte.

In dieser Studie *(184)* wurde untersucht, welche chemischen Bestandteile von Rosmarin für seine entspannende Wirkung auf Blutgefäße verantwortlich sind. Sie fanden heraus, dass bestimmte Verbindungen wie Carnosol und Carnosinsäure die entspannende Wirkung auf die Blutgefäße von Ratten hatten. Zusätzlich wurde festgestellt, dass die **Erhöhung von Stickoxid und die Verringerung von Angiotensin** II wahrscheinlich zur entspannenden Wirkung von Rosmarin beitragen.

Rosmarinextrakt Kompaktübersicht ▼

Wirkung:	• Verbesserung der Endothelfunktion
	• Antithrombotisch
	• Erhöhung der Durchblutung (Stickoxid)
	• Hemmung von Angiotensin 2 (blutdrucksenkend)
	• Antiandrogen
	  (reduziert männliche Hormone)
	• IL-17-Hemmung (daher evtl. wirksam gegen
	  Autoimmunkrankheiten und
	  Haar-Ergrauung)
	• Es fördert auch die Fettverbrennung durch Umwandlung
	  von weißem zu braunem Fett

Dosierungs-Richtwert:	**1.000 mg** / Tag (als **Extrakt!**), davon sind ca. 500 mg Ursolsäure
€ Kosten:	ca. **13 €** / Monat (bei 1.000 mg / Tag)
Auf was zu achten ist:	**Verwenden Sie nur den Rosmarin-Extrakt** und andere Rosmarin-Produkte wie Tees oder Pulver (wenn überhaupt) nur als Ergänzung. Nur der Extrakt enthält hoch dosiert die Wirkstoffe!
Bezugs-quellen:	Internetshops
Studien:	(183) (184) (185) (186) (187) (188)

Angaben ohne Gewähr. Anwendung auf eigene Gefahr!

Wirkung positiv getestet bei:

In vitro (Reagenzglas)	In vivo (Tiere)	In vivo (Mensch)
✔	✔	✔

Kurkuma / Curcumin
Die goldgelbe Gesundheitskraft

Kurkuma, wissenschaftlich bekannt als Curcuma longa, ist eine Pflanze aus der Ingwerfamilie, die hauptsächlich in Südasien angebaut wird. Die Wurzel dieser Pflanze wird oft als Gewürz verwendet und ist für ihre leuchtend gelbe Farbe und ihren würzigen Geschmack bekannt. Kurkuma wird seit langem in der traditionellen indischen Medizin, Ayurveda, verwendet und hat auch in der Küche eine wichtige Rolle gespielt, insbesondere in der indischen, thailändischen und anderen südostasiatischen Küchen. Curcumin ist eine chemische Verbindung, die in Kurkuma vorkommt und für die leuchtend gelbe Farbe verantwortlich ist. Es ist auch der Hauptwirkstoff, dem viele der gesundheitlichen Vorteile von Kurkuma zugeschrieben werden.

Das Fluorid-Problem bei Arteriosklerose:
Wie im Kapitel 2 „Ursachenforschung: Wie Arteriosklerose entsteht", bereits erwähnt, ist Fluorid mit Arteriosklerose assoziiert. Daher ist es wichtig, zuverlässige Methoden zu kennen, um dieses toxische Halogen auszuleiten. Fluorid ist gut für die Zähne, weil es Karies vorbeugen kann, aber zu viel Fluorid kann auch gesundheitliche Probleme verursachen. In Tierstudien *(165)* wurde gezeigt, dass **Curcumin, die Verbindung in Kurkuma, die schädlichen Auswirkungen von Fluorid verringern kann.** Die genauen Wege, wie Curcumin dies tut, sind jedoch noch nicht vollständig verstanden. In dieser Studie haben Forscher untersucht, wie Curcumin die Aktivität bestimmter Proteine beeinflusst, die mit Fluoridtoxizität verbunden sind. Sie fanden heraus, dass Curcumin die Aktivierung eines Proteins namens Akt erhöhte und dadurch die schädlichen Auswirkungen von Fluorid auf Zellen verringerte. Curcumin beeinflusste auch andere Proteine, die an der Kontrolle des Zellzyklus beteiligt sind. Diese Ergebnisse legen nahe, dass Curcumin möglicherweise helfen kann, die schädlichen Auswirkungen von Fluorid auf die Gesundheit zu mildern, indem es bestimmte zelluläre

Prozesse beeinflusst. Weitere Untersuchungen sind jedoch erforderlich, um dies besser zu verstehen.

Das Ziel dieser Untersuchung *(166)* war es, ob Curcumin die neurotoxischen Effekte von Fluorid im Gehirn von Mäusen abschwächen kann. Die Mäusen wurden täglich 30 Tage lang Fluorid ausgesetzt. Fluorid führte zu erhöhter Lipidperoxidation und neurodegenerativen Veränderungen im Gehirn. **Die gleichzeitige Behandlung mit Curcumin und Fluorid führte im Vergleich zu Fluorid allein zu einer Verringerung der Oxidation (oxidativer Stress) und der Neurodegeneration.**

Kurkuma / Curcumin **Kompaktübersicht ▼**	
Wirkung:	Tier-Studien zeigen eine Wirkung gegen die Fluorid-Toxität, eine entzündungshemmende, antioxidative Wirkung und es verbesserte den Fettstoffwechsel
Dosierungs-Richtwert:	**500 mg – 1.000 mg / Tag**
€ Kosten:	ca. **6 €** / Monat (bei 1.000 mg/Tag als Extrakt)
Bezugs-quellen:	In Internetshops
Auf was zu achten ist:	Kaufen Sie nur Präparate, wo auch **schwarzer Pfeffer (Piperin) hinzugefügt ist**, da dies die Bioverfügbarkeit deutlich erhöht!
Studien:	(165) (166) (167)

Angaben ohne Gewähr. Anwendung auf eigene Gefahr!

Wirkung positiv getestet bei:

In vitro (Reagenzglas)	In vivo (Tiere)	In vivo (Mensch)
	✔	

Eisen ausleiten
Eisen-Überschuss erhöht das Risiko
für Herzinfarkt, Schlaganfall und Thrombosen

In einer Studie *(247)* wurde untersucht, wie sich Eisen auf das Fortschreiten von Arteriosklerose auswirkt. Die Forscher verwendeten ein Mausmodell, das Krankheitssymptome zeigt, wenn Eisen im Blut erhöht ist. Sie fanden heraus, dass Mäuse mit erhöhtem Eisen schwerere Arteriosklerose entwickelten als Mäuse mit normalem Eisen. Das Eisen sammelte sich hauptsächlich in den mittleren Schichten der Arterien an und führte zu Plaquebildung, oxidativem Stress und Funktionsstörungen.

Blutspenden: Dies ist eine der effektivsten Methoden, um überschüssiges Eisen loszuwerden. Durch regelmäßige Blutspenden wird Eisen aus dem Körper entfernt, da es für die Produktion neuer roter Blutkörperchen benötigt wird.

Alpha-Liponsäure: Ist eine sowohl Wasser- als auch fettlösliche Verbindung, die in unserem Körper natürlicherweise vorkommt. Studien haben gezeigt (auch an Menschen), dass es bei 600 mg/ Tag Eisen aus dem Körper entfernen kann (Studien 248, 249, 250). Siehe Kapitel:
Insider-Heilverfahren gegen Arterienverfettung > Alpha-Liponsäure".

Diät: Eine eisenarme Ernährung kann helfen, die Eisenmenge im Körper zu reduzieren. Dazu gehören Lebensmittel wie Vollkornprodukte, grünes Blattgemüse, Hülsenfrüchte und bestimmte Früchte.

Vermeidung von Nahrungsergänzungsmitteln: Die Einnahme von Eisenpräparaten sollte vermieden werden. Eine übermäßige Eisenzufuhr kann zu einem Überschuss im Körper führen.

Deferoxamin: Deferoxamin ist ein injizierbares Medikament, das häufig zur Behandlung von Eisenüberladung bei Patienten mit hämolytischen Erkrankungen wie Thalassämie eingesetzt wird.

Deferipron: Deferipron ist ein oral einzunehmendes Medikament, das ebenfalls zur Behandlung von Eisenüberladung bei Patienten mit Thalassämie oder anderen Erkrankungen, die zu Eisenablagerungen führen, eingesetzt werden kann.

Deferasirox: Deferasirox ist ein weiterer oral einzunehmender Eisen-Chelatbildner, der zur Behandlung von Eisenüberladung bei Patienten mit hämolytischen Erkrankungen wie Thalassämie oder bei Patienten mit Eisenüberladung aufgrund wiederholter Bluttransfusionen verwendet wird.

Thymianöl
Mit dem ätherischen Öl aus Thymian
gegen P. Acnes in den Gefäßen

Forscher haben menschliche Halsschlagadern nach einer Operation untersucht, um zu sehen, ob ein bestimmtes Bakterium namens *Propionibacterium acnes* in ihnen vorhanden ist und ob es mit der Bildung von Biofilmstrukturen in den Arterienwänden zusammenhängt. **Die Ergebnisse zeigten, dass das P.-acnes-Bakterium in einer Anzahl der untersuchten Arterienproben nachweisbar war.** Wenn die Bakterien im Labor kultiviert wurden, konnten sie Biofilme bilden. Diese Biofilme reagierten empfindlich auf bestimmte Bedingungen, die im Körper auftreten können, wie Noradrenalin und Eisen, was dazu führen kann, dass die Biofilme sich auflösen und die Bakterien sich ausbreiten. In dieser Umgebung produzierten die P.-acnes-Bakterien auch bestimmte Enzyme, die helfen, die Umgebung abzubauen. Diese Ergebnisse könnten helfen zu verstehen, wie Bakterien zur Entstehung von Gefäßerkrankungen beitragen *(211)*.

Thymianöl ist ein ätherisches Öl, das durch Destillation von Thymianpflanzen gewonnen wird, insbesondere von verschiedenen Arten der Gattung Thymus. Es hat einen charakteristischen aromatischen Duft und wird traditionell sowohl in der Küche als auch in der Naturheilkunde verwendet. Thymianöl enthält verschiedene bioaktive Verbindungen, darunter Thymol, Carvacrol und Linalool, die ihm seine antimikrobiellen, entzündungshemmenden und antioxidativen Eigenschaften verleihen. Es wird oft zur Linderung von Atemwegserkrankungen wie Husten, Erkältungen und Halsschmerzen eingesetzt und kann auch bei der Wundheilung und zur Förderung der Verdauung helfen. In der Aromatherapie wird Thymianöl oft zur Förderung von Entspannung und Wohlbefinden verwendet.

In einer Studie *(262)* wurden zehn verschiedene ätherische Öle auf ihre antibakterielle Wirkung gegen Propionibacterium acnes (P. acnes), das oft mit Akne in Verbindung gebracht wird, sowie auf ihre potenzielle Toxizität gegenüber drei menschlichen Krebszelllinien untersucht. **Die ätherischen Öle von Thymian, Zimt* und Rose zeigten die stärkste antibakterielle Aktivität gegen P. acnes, wobei Thymianöl die höchste Wirksamkeit mit Hemmdurchmessern von 40 mm und minimalen Hemmkonzentrationen von 0,016 % aufwies.** Weiterhin wurde festgestellt, dass diese Öle bei einer Konzentration von 0,25 % die P. acnes-Bakterien innerhalb von 5 Minuten vollständig abtöteten. Besonders Thymianöl zeigte auch eine starke zytotoxische Wirkung auf drei verschiedene menschliche Krebszelllinien.

*Zimtöl löst bei einigen Menschen Allergien aus. Wenn Sie Zimtöl verwenden möchten, tasten Sie sich vorsichtig heran!

Thymianöl **Kompaktübersicht ▼**	
Wirkung:	Hat laut Studien die stärkste Hemmung gegen P. Acnes
Dosierungs-Richtwert:	Ätherische Öle sollten immer stark verdünnt angewandt werden. Verwenden Sie **1-10 Tropfen pro Tag**, verdünnt in einem Glas Wasser oder einem Stück Zucker.
€ Kosten:	50 ml ab ca. **15 €**
Bezugs-quellen:	In Internetshops
Auf was zu achten ist:	Verwenden Sie ätherische Öle immer stark verdünnt, da diese sonst sehr reizend wirken! Sie können auch Kapseln verwenden.
Studien:	(211) (262)

Angaben ohne Gewähr. Anwendung auf eigene Gefahr!

Wirkung positiv getestet bei:

In vitro (Reagenzglas)	In vivo (Tiere)	In vivo (Mensch)
✔		

Arginin + Citrullin
Zwei Aminosäuren sorgen für starke Durchblutung

L-Arginin ist eine proteinogene Aminosäure. Das heißt, dass aus ihr Proteine (Eiweiße) gebildet werden. Wir brauchen durch die Nahrung lediglich **acht essentielle Aminosäuren**. Das heißt, acht Aminosäuren müssen zwingend mit der Nahrung zugeführt werden, damit wir nicht krank werden. Und dann gibt es noch zwei *semi-essentielle* Aminosäuren. Diese sind also sozusagen „halb essentiell".

L-Arginin ist eine dieser beiden semi-essentiellen Aminosäuren. Es ist die einzige Vorstufe des Neurotransmitters *Stickstoffmonoxid (NO)*. Dieses Stickoxid steuert die Weitung der Gefäße (den „Gefäßtonus") und somit die Durchblutung und den Blutdruck. Mangelt es also an L-Arginin, so hat dieses einen schädlichen Einfluss auf die Blutgefäße (sie verengen), was zu Bluthochdruck und dann letztlich zu Arteriosklerose führt.

Auch wenn Sie den Arginin-Spiegel auch durch die Nahrung decken können, empfiehlt es sich, wenn Sie bereits an Arteriosklerose leiden, ein *Präparat* einzunehmen, um den L-Arginin-Spiegel deutlich zu erhöhen. Der Nachteil von L-Arginin ist allerdings seine sehr kurze Halbwertszeit von 70 Min. Das bedeutet, dass nach dieser Zeit das Arginin bereits zur Hälfte abgebaut ist. Aus diesem Grund gibt es das **L-Citrullin**. Dies ist eine nicht essentielle Aminosäure, welche vor allem in den Schalen von Wassermelonen vorkommt. Diese gilt als *Verweildauer-Verlängerer* und hält den Arginin-Spiegel auf einem stabilen Niveau, da es für die zeitverzögerte Umwandlung von Citrullin in Arginin sorgt, die in der Leber stattfindet. Jetzt könnte man meinen: Wozu brauchen wir dann noch L-Arginin, wenn doch L-Citrullin viel besser ist, da es ohnehin in L-Arginin umgewandelt wird? Laut wissenschaftlichen Untersuchungen hat sich die **Kombination von L-Arginin und L-Citrullin als deutlich wirksamer erwiesen** *(Studie 102)*, als wenn nur eine der beiden eingenommen wird. Durch die Kombination dieser beiden, wird der Stickoxid-Spiegel deutlich stärker erhöht. Sollten Sie aber den minimalistischen Weg gehen wollen und nur eine von beiden einnehmen möchten, dann sollten Sie lieber zu L-Citrullin greifen, zwecks der zeitverzögerten Abgabe. So haben Sie immer einen konstanten L-Arginin-Spiegel. Beide Aminosäuren sind als frei verkäufliche Nahrungsergänzungsmittel im Handel erhältlich. Bereits wenige Gramm reichen aus, um die Durchblutung zu steigern und die Gefäßgesundheit zu verbessern.

Arginin in pflanzlichen Nahrungsmitteln je 100 g:		Citrullin in pflanzlichen Nahrungsmitteln je 100 g:	
Pinienkerne	4.500 mg	Wassermelone	200 mg
Kürbiskerne	3.500 mg	Kürbis	24 mg
Sojamehl (entfettet)	3.400 mg	Gurken	14 mg
Erdnüsse geröstet	3.200 mg	Bittermelone	12 mg
Erdnußbutter/-mus	3.200 mg	Kürbiskerne	9 mg
Sojafleisch	2.900 mg	Rote Beete	8 mg
Sojabohne geröstet	2.600 mg	Spargel	7 mg
Erdnüsse dragiert	2.500 mg	Rucola	7 mg
Steinpilz getrocknet	2.500 mg	Radieschen	6 mg
Leinsamen	2.400 mg	Chinakohl	6 mg
Sesam	2.200 mg	Artischocken	5 mg
Mandeln süß	2.200 mg	Paprika	5 mg
Sonnen-blumenkerne	2.100 mg	Zwiebeln	4 mg
Weizenkeime	1.900 mg	Spinat	4 mg
Mohn	1.900 mg	Brokkoli	3 mg

Die wichtigsten Eigenschaften von Arginin:

1. Arginin ist die Ausgangssubstanz für die Bildung von **Stickoxid (NO)**. Dies stellt die Gefäße weit und sorgt für eine starke Durchblutung.

2. Arginin ist Substrat der **Prolinsynthese**. Prolin ist eine Aminosäure, die insbesondere für die Kollagensynthese wichtig ist.

3. Arginin ist wichtig für die **Entgiftung von Ammoniak**.

4. Arginin ist Substrat der **Polyaminbiosynthese**. Polyamine *(Spermidin, Putrescin, Spermin)* sind an der Zellteilung beteiligt und stabilisieren Zellmembranen. Spermidin hat Anti-Aging-Eigenschaften und wurde mit der Verlängerung der Lebensdauer in verschiedenen Modellorganismen in Verbindung gebracht. Es kann die Autophagie fördern, einen Prozess, bei dem zelluläre Bestandteile recycelt und beschädigte oder fehlerhafte Proteine beseitigt werden, was dazu beiträgt, die Zellfunktion zu erhalten und die Alterungsprozesse zu verlangsamen.

5. Arginin **hemmt auch die Thrombozytenaggregation** und verhindert somit ein Verklumpen des Blutes.

Eine Studie *(103)* hat untersucht, ob die regelmäßige Einnahme von L-Arginin bei Rhesusaffen mit Arterienverkalkung diese Ablagerungen verringert und die Gefäßfunktion wiederherstellt. Alle 3 Monate haben sie den Stickoxidspiegel im Blut gemessen, ein wichtiger Stoff für die Gesundheit der Blutgefäße. Sie haben auch die Bildung von schädlichen Sauerstoffmolekülen und die Produktion von Schadstoffen aus Fetten im Blut gemessen. Veränderungen in der Muskelspannung der Blutgefäße wurden verglichen. Die Cholesterindiät hat die Stickoxidproduktion im Blut verringert. **L-Arginin hat diesen Effekt teilweise rückgängig gemacht,** aber nicht den Cholesterinspiegel beeinflusst. **L-Arginin hat auch dazu beigetragen, dass die Blutgefäße sich weniger verengen, Ablagerungen in den Gefäßen verringert und die Funktion der Gefäßinnenwände verbessert.** Außerdem hat L-Arginin die Produktion schädlicher Sauerstoffmoleküle im Blut verringert.

Eine Doppelblindstudie *(104)* wurde an 24 männlichen Patienten mit Typ-2-Diabetes und Bluthochdruck durchgeführt. **Die Behandlung mit NAC + Arginin führte zu einer Verringerung sowohl des systolischen als auch des diastolischen arteriellen Blutdrucks, des Gesamtcholesterins, des LDL-Cholesterins und des oxidierten LDL-Cholesterins, des hochempfindlichen C-reaktiven Proteins, Fibrinogen und einer Verbesserung der Intima-Media-Dicke.**

Arginin + Citrullin **Kompaktübersicht ▾**	
Wirkung:	Weitet die Gefäße durch Bildung von Stickoxid (NO), hemmt die Verklumpung des Blutes, verbessert die Gesundheit der Blutgefäße (u.a.)
Dosierungs-Richtwert:	**Arginin:** 3 bis 6 g / **Citrullin:** 3 bis 6 g / Tag (entspricht jeweils 3.000 – 6.000 mg)
€ Kosten:	500 g Arginin erhalten Sie ab ca. 20 € / 500 g Citrullin ab ca. 15 €
Bezugs-quellen:	In Internetshops (auch in Bodybuilder-Shops)
Auf was zu achten ist:	**Zu hohe Mengen an Arginin können auch zu nitrosativem Stress führen. Es wäre daher ideal, Arginin mit einem Antioxidans wie z.B. N-Acetyl-L-Cystein (NAC) zu kombinieren.**
Studien:	(102) (103)

Angaben ohne Gewähr. Anwendung auf eigene Gefahr!

Wirkung positiv getestet bei:

In vitro (Reagenzglas)	In vivo (Tiere)	In vivo (Mensch)
	✔	✔

So schützen Sie sich vor Herzinfarkt, Schlaganfall und Thrombose

Ginkgo biloba
Natürlicher Durchblutungs-Booster und Blutverdünner

Ginkgo biloba ist ein Baum, der auch als Ginkgo oder Fächerblattbaum bekannt ist. Er stammt ursprünglich aus China und wird aufgrund seiner einzigartigen Blätter und seiner historischen Bedeutung häufig als Zierpflanze in Parks und Gärten angebaut. Ginkgo biloba wird jedoch auch in der traditionellen chinesischen Medizin seit Jahrhunderten für seine

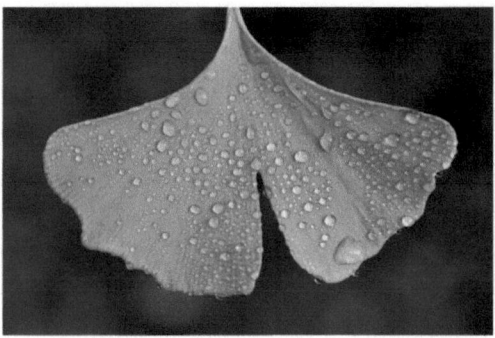

potenziellen gesundheitlichen Vorteile verwendet. Die Blätter des Ginkgo biloba enthalten eine Vielzahl von bioaktiven Verbindungen, darunter Flavonoide und Terpenlactone wie Ginkgolid und Bilobalid. Diese Verbindungen werden für ihre antioxidativen und entzündungshemmenden Eigenschaften geschätzt. In der alternativen Medizin wird Ginkgo biloba häufig zur Verbesserung der Gehirnfunktion und des Gedächtnisses sowie zur Unterstützung der Durchblutung verwendet. Einige Menschen nehmen auch Ginkgo-Präparate ein, um die Symptome von peripheren Durchblutungsstörungen, wie z.B. kalte Hände und Füße, zu lindern.

Eine Studie *(254)* untersuchte den Einfluss von Ginkgo biloba auf die Blutflüssigkeit und die mikroskopische Blutzirkulation bei gesunden Probanden. Dabei erhielten die Teilnehmer entweder Ginkgo biloba oder ein Placebo. Es wurden keine signifikanten Veränderungen im Blutdruck, der Herzfrequenz oder anderen Blutparametern festgestellt. Allerdings zeigte sich, dass die **Erythrozytenaggregation* nach zwei Stunden signifikant abnahm, was auf eine verbesserte Fließfähigkeit des Blutes hindeutet.**

Zudem erhöhte sich der Blutfluss in den Nagelfalzkapillaren signifikant nach einer Stunde um etwa 57%.

Eine geringere Erythrozytenaggregation bedeutet, dass sich die roten Blutkörperchen weniger stark zu Klumpen oder Aggregaten zusammenziehen. Normalerweise können sich Erythrozyten unter bestimmten Bedingungen zu sogenannten "Rouleaux" aneinander haften, was die Fließfähigkeit des Blutes beeinträchtigen und zu einer erhöhten Viskosität führen kann. Eine geringere Aggregation bedeutet daher eine verbesserte Durchblutung und eine bessere Verteilung der roten Blutkörperchen im Gefäßsystem. Dies kann dazu beitragen, die Versorgung der Gewebe mit Sauerstoff und Nährstoffen zu verbessern.

In dieser Studie *(255)* wurde die Wirkung von Ginkgo biloba-Extrakt auf die Durchblutung der Augen bei gesunden Probanden untersucht, da eine verbesserte Durchblutung für Menschen mit Glaukom vorteilhaft sein könnte. In der Studie nahmen 11 gesunde Freiwillige teil, die entweder Ginkgo oder ein Placebo für zwei Tage dreimal täglich oral einnahmen. Die Augendurchblutung wurde vor und nach der Behandlung mithilfe von Farbdoppler-Bildgebung gemessen. Es wurde festgestellt, dass **Ginkgo die Geschwindigkeit des Blutflusses in der Augenarterie signifikant erhöhte, während sich unter Placebo keine Veränderung zeigte.** Es wurden keine Nebenwirkungen im Zusammenhang mit Ginkgo festgestellt, und es gab keine Veränderungen beim Blutdruck, der Herzfrequenz oder dem Augeninnendruck.

Um zu prüfen wie sich Ginkgo biloba-Extrakt auf die Blutgefäßfunktion bei gesunden älteren Erwachsenen auswirkt, wurde diese Studie *(256)* ins Leben gerufen. Mit zunehmendem Alter nimmt die Funktion der Blutgefäße ab, was zu Problemen mit dem Blutfluss führen kann. Die Forscher haben getestet, ob Ginkgo diesen Effekt umkehren könnte. Sie haben 60 gesunde ältere Erwachsene zufällig in zwei Gruppen eingeteilt: Eine erhielt Ginkgo und die andere ein Placebo. Dann haben sie den Blutfluss in der Herzarterie und die

Gefäßfunktion in der Armarterie gemessen, bevor und nachdem die Teilnehmer entweder Ginkgo oder das Placebo erhalten hatten. Die Ergebnisse zeigten, dass **Ginkgo den Blutfluss in der Herzarterie signifikant erhöhte und die Funktion der Armarterie verbesserte.** Es wurde auch eine Verbindung zwischen der Verbesserung des Blutflusses in der Herzarterie und der verbesserten Funktion der Armarterie festgestellt.

In einer anderen Studie *(257)* wurde untersucht, ob ein Extrakt aus Ginkgo biloba, die Blutgefäße erweitern kann. Dazu wurden 16 gesunde Teilnehmer über einen Zeitraum von 6 Wochen entweder mit dem Ginkgo-biloba-Extrakt oder einem Placebo behandelt, ohne dass sie wussten, welche Behandlung sie erhielten (doppelblinde Studie). Der Blutfluss in ihren Unterarmen wurde gemessen, und es stellte sich heraus, dass **der Blutfluss während der Behandlung mit dem Ginkgo-biloba-Extrakt signifikant höher war als während der Placebo-Behandlung, insbesondere nach 3 und 6 Wochen.** Interessanterweise blieb der Blutdruck der Teilnehmer während der Ginkgo-Behandlung unverändert, was darauf hindeutet, dass die Erweiterung der Blutgefäße nicht mit einem Anstieg des Blutdrucks einherging.

Die Entspannung der Blutgefäße durch Ginkgo wurden teilweise durch die Hemmung des Einflusses von Calcium auf die Zellen sowie durch die Aktivierung der Stickstoffmonoxid-Freisetzung vermittelt *(258)*.

Eine Studie *(251)* untersuchte die Wirkung von Ginkgo biloba-Extrakt auf die Entwicklung früher atherosklerotischer Plaques. Diese Experimente zeigten, dass Ginkgo-Extrakt die Bildung dieser frühen Plaques reduzierte. **In klinischen Studien mit Patienten, die eine Herz-Bypass-Operation hatten, reduzierte eine 2-monatige Ginkgo-Therapie die Plaquebildung signifikant.** Zusätzlich wurden positive Veränderungen im Blut beobachtet, einschließlich einer Erhöhung der Superoxiddismutase-Aktivität (eines körpereigenen Radikalfängers) und einer Verringerung von Risikofaktoren wie oxLDL/LDL und Lipoprotein(a).

Eine weitere Studie *(252)* untersuchte die Entwicklung von Arteriosklerose bei Kaninchen, die eine fettreiche Ernährung erhielten. **Die Ergebnisse zeigten, dass Ginkgo die Anstiege von Serumtriglyceriden, Gesamtcholesterin und LDL-Cholesterin, die durch die fettreiche Ernährung verursacht wurden, signifikant hemmte. Die Gruppe, die Ginkgo erhielt, zeigte eine signifikant geringere Fläche von atherosklerotischen Läsionen in der Aorta im Vergleich zur Gruppe mit fettreicher Ernährung.** Zudem wurde beobachtet, dass GBE die Expression eines Proteins namens Connexin 43, das mit Arteriosklerose in Verbindung gebracht wird, deutlich unterdrückte.

Ginkgo biloba **Kompaktübersicht ▾**	
Wirkung:	Ginkgo hat sich in vielen Studien bei Menschen als stark durchblutungsfördernd erwiesen. Zusätzlich verdünnt es auch das Blut durch Hemmung der Erythrozytenaggregation, was die Fließfähigkeit des Blutes noch weiter verstärkt.
Dosierungs-Richtwert:	Ca. **4.000 mg / Tag** als Ginkgo biloba Und ca. **100 mg / Tag** als Ginkgo biloba-Extrakt
€ Kosten:	Die Kosten sind mit **2-3 € / Monat** extrem günstig.
Bezugs-quellen:	Internetshops, Drogerien, Reformhäuser, Apotheken.
Auf was zu achten ist:	Da Ginkgo biloba die Blutgerinnung beeinflussen kann, besteht bei einigen Personen ein erhöhtes Blutungsrisiko, insbesondere wenn sie bereits blutverdünnende Medikamente einnehmen. Personen mit Blutungsstörungen oder bevorstehenden chirurgischen Eingriffen sollten die Einnahme von Ginkgo biloba mit ihrem Arzt besprechen!
Studien:	(251) (252) (253) (254) (255) (256) (257) (258)

Angaben ohne Gewähr. Anwendung auf eigene Gefahr!

Wirkung positiv getestet bei:

In vitro (Reagenzglas)	In vivo (Tiere)	In vivo (Mensch)
	✔	✔

Apfelessig
Der goldene Allrounder für gesunde Gefäße

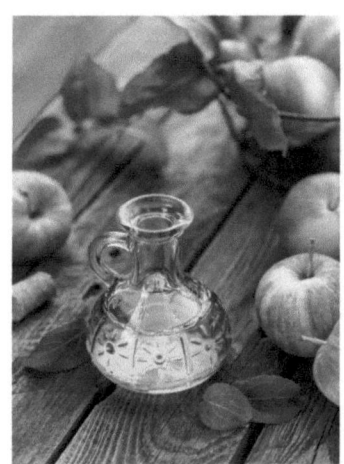

Apfelessig, auch als Apfelweinessig bezeichnet, ist eine Flüssigkeit, die durch die Fermentation von Apfelmost hergestellt wird. Während dieses Fermentationsprozesses wandeln Hefen und Bakterien den Zucker im Apfelmost in Alkohol um, der dann weiter zu Essigsäure oxidiert wird. Das Ergebnis ist eine saure Flüssigkeit mit einem charakteristischen Geschmack und Aroma, die als Apfelessig bekannt ist. Apfelessig wird seit vielen Jahren sowohl in der Küche als auch in der Naturheilkunde verwendet.

Apfelessig fördert die Durchblutung:

Eine Studie *(98)* bestätigte, dass Essigsäure eine stark gefäßerweiternde Wirkung hat. Sie können diesen Effekt auch schnell selbst feststellen, indem Sie puren Apfelessig im Gesicht verwenden. Die Haut wird daraufhin sehr schnell rot. Die Wirkung basiert auf die Erhöhung der Stickstoff-Synthase (eNOS). **eNOS** steht für **endotheliale Stickstoffmonoxid-Synthase** und ist ein Enzym, das von den Zellen des Endothels, der innersten Schicht der Blutgefäße, produziert wird. Stickstoffmonoxid (NO) ist ein wichtiger Botenstoff, der eine entscheidende Rolle bei der Regulierung der Durchblutung spielt. Ein Mangel an eNOS oder eine gestörte NO-Produktion können zu einer verminderten Durchblutung führen und das Risiko für verschiedene kardiovaskuläre Erkrankungen erhöhen, wie z.B. Bluthochdruck, Arteriosklerose oder Schlaganfall.

So schützt Apfelessig Ihre Gesundheit:

1. senkt den Blutzuckerspiegel **(-26 %)**
2. verringert den Brust- und Bauchumfang
3. senkt den Blutdruck
4. senkt das Gesamtcholesterin **(-34 %)**
5. senkt die Triglyceride **(-51 %)**
6. senkt das „schlechte" LDL-Cholesterin **(-59 %)**
7. senkt die Gesamtlipide **(-45 %)**
8. erhöht das „gute" HDL-Cholesterin **(+39 %)**
9. verringert das Körpergewicht (BMI)

Meta-Analyse: Essig senkt den Blutdruck:

In einer Meta-Analyse *(199)* haben die Forscher verschiedene Studien untersucht, die sich mit der Wirkung von Essig auf den Blutdruck beschäftigen. Die Ergebnisse zeigten, dass **der Konsum von Essig den systolischen (oberen) und diastolischen (unteren) Blutdruck signifikant senken kann.** Eine Erhöhung des Essigkonsums um 30 ml pro Tag führte zu einer durchschnittlichen Senkung des systolischen Blutdrucks um 3,25 mmHg und des diastolischen Blutdrucks um 3,33 mmHg.

Apfelessig	**Kompaktübersicht ▾**
Wirkung:	**Essig hat eine stark durchblutungsfördernde (gefäßerweiternde) Eigenschaft.** Essig senkte in Studien den Blutzuckerspiegel, das Körpergewicht, verbesserte den Lipidstoffwechsel, senkte den Blutdruck. Laut einem Erfahrungsbericht kam es zu neuem Haarwuchs nach 100 ml Apfelessig/Tag
Dosierungs-Richtwert:	Mindestens **30 ml** / Tag Für neues Kopfhaar-Wachstum wurden **100 ml** / Tag getrunken (verdünnt mit Wasser).
€ Kosten:	ca. 8 € / Monat (bei 3 Liter/Monat). Dies ist eine extrem hohe Dosis!
Bezugs-quellen:	In größeren Supermärkten
Auf was zu achten ist:	Kaufen Sie am besten naturtrüben BIO-Apfelessig! Verwenden Sie **keinen Metall-Löffel**, da die Metall-Ionen vom sauren Apfelessig herausgelöst und in den Körper gelangen können. Es wird angenommen, dass **andere Essig-Sorten** ähnlich gut wirken. Jedoch wurden die meisten Studien mit Apfelessig durchgeführt. Wenn Sie auf Nummer sicher gehen wollen, verwenden Sie daher Apfelessig.
Studien:	(98) (199)

Angaben ohne Gewähr. Anwendung auf eigene Gefahr!

Wirkung positiv getestet bei:

In vitro (Reagenzglas)	In vivo (Tiere)	In vivo (Mensch)
	✔	✔

N-Acetylcystein (NAC)
Der antioxidative Durchblutungs-Booster

N-Acetylcystein, kurz NAC, ist eine Verbindung, die aus der Aminosäure L-Cystein abgeleitet ist. Es hat eine breite Palette von Anwendungen in der Medizin und wird auch als Nahrungsergänzungsmittel genutzt. NAC hat sich aufgrund seiner antioxidativen und entgiftenden Eigenschaften einen Ruf als vielseitiges und gesundheitsförderndes Ergänzungsmittel erworben.

In einer Studie *(228)* war der koronare Blutfluss durch N-Acetylcystein (NAC) um 36 +/- 11 % höher und der epikardiale Durchmesser änderte sich von -1,2 +/- 2 % Verengung auf 4,7 +/- 2 % Dilatation. **Die Supplementierung mit NAC verbessert die koronare und periphere Endothel-abhängige Vasodilatation beim Menschen.**

In einer Studie *(129)* wurde untersucht, wie N-Acetylcystein (NAC) die Arteriosklerose bei Diabetes mellitus beeinflusst. Bei Mäusen, die an Diabetes erkrankt waren, wurde eine Zunahme von Arteriosklerose festgestellt, insbesondere unter einer fettreichen Ernährung. **Durch eine 12-wöchige Behandlung mit NAC im Trinkwasser konnte die Größe der arteriosklerotischen Läsionen verringert werden.** Dies war mit einer Reduzierung oxidativem Stress sowie einer Korrektur von Endothelschäden verbunden. Die Behandlung mit NAC zeigte auch eine verbesserte antioxidative Aktivität und eine **erhöhte Stickoxidproduktion**. Diese Ergebnisse legen nahe, dass NAC eine schützende Wirkung gegen die Entwicklung von Arteriosklerose bei Diabetes haben könnte, indem es den oxidativen Stress reduziert und die normale Funktion der Blutgefäße wiederherstellt.

Die gefäßerweiternde Wirkung von NAC könnte zumindest teilweise durch die Aktivierung spannungsgesteuerter K+-Kanäle erklärt werden *(229)*.

Doch NAC kann noch viel mehr:

Antioxidative Wirkung:

Eine der herausragenden Eigenschaften von NAC ist seine Fähigkeit, als Antioxidans zu wirken. Als Vorläufer von Glutathion, einem der kraftvollsten Antioxidantien im Körper, unterstützt NAC die Neutralisierung freier Radikale. Diese freien Radikale können Zellen schädigen und spielen eine Rolle bei verschiedenen Krankheiten sowie im Alterungsprozess. Die antioxidative Wirkung von NAC trägt dazu bei, den Zellschutz zu verbessern und die Gesundheit der Organe zu fördern.

N-Acetylcystein (NAC) **Kompaktübersicht** ▼	
Wirkung:	Ist ein starkes Antioxidans, welches die Durchblutung stark erhöht und auch das körpereigene Antioxidative System hochfährt, durch die Erhöhung von Glutathion. In Tier-Studien wirkte die Substanz gegen Arteriosklerose.
Dosierungs -Richtwert:	900 mg / Tag (3 x 300 mg über den Tag verteilt)
€ Kosten:	ca. **5 € / Monat** (bei 900 mg / Tag)
Bezugs- quellen:	Hauptsächlich in Internetshops
Auf was zu achten ist:	NAC wird in der Regel gut vertragen.
Studien:	(129) (228)

Angaben ohne Gewähr. Anwendung auf eigene Gefahr!

Wirkung positiv getestet bei:

In vitro (Reagenzglas)	In vivo (Tiere)	In vivo (Mensch)
✔	✔	✔

Granatapfel
Rote Power für gesunde Gefäße

In der Studie *(148)* wurde untersucht, wie sich der Konsum von Granatapfelsaft auf Patienten mit Karotisstenose auswirkt, einer Art von Arteriosklerose. Die Forscher fanden heraus, dass der Granatapfelsaft das Fortschreiten von Arteriosklerose verlangsamen kann. **Nach einem Jahr des Granatapfelsaftkonsums zeigte sich eine signifikante Reduktion der Dicke der Arterienwand (Intima-Media-Dicke) um bis zu 30 % im** **Vergleich zu Patienten, die keinen Granatapfelsaft konsumierten.**

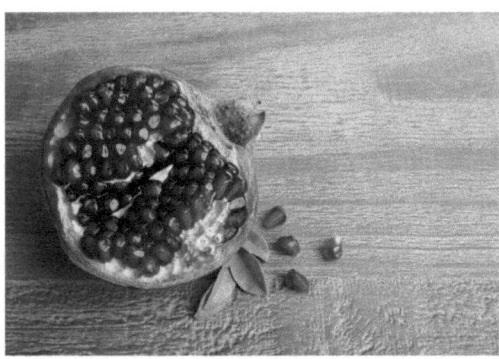

Der Granatapfelsaft erhöhte auch die Aktivität eines Enzyms namens Paraoxonase 1 (PON 1) und reduzierte den oxidativen Stress im Blut, was dazu führte, dass weniger LDL-Cholesterin oxidiert wurde. **Zusätzlich sank der Blutdruck der Patienten nach einem Jahr Granatapfelsaftkonsum um 12 %.** Diese positiven Effekte wurden jedoch nach drei Jahren nicht weiter verstärkt.

Granatapfelsaft und seine Nebenprodukte reduzierten die Ansammlung von Makrophagencholesterin und oxidierten Lipiden sowie die Bildung von Schaumzellen (das Kennzeichen der frühen Atherogenese) erheblich, was zu einer Abschwächung der Entwicklung von Arteriosklerose und den daraus resultierenden kardiovaskulären Ereignissen führte *(149)*.

Diese Studie *(150)* untersuchte die Auswirkungen von Granatapfelsaft auf Mäuse mit fortgeschrittener Arteriosklerose. Die Mäuse erhielten zwei Monate lang Granatapfelsaft im Trinkwasser und wurden dann mit anderen Mäusen verglichen, die kein Granatapfelsaft erhielten. **Die mit**

Granatapfelsaft behandelten Mäuse zeigten im Vergleich zu den nicht behandelten Mäusen eine Verringerung der atherosklerotischen Läsionen und eine verbesserte Aktivität eines Enzyms namens Serumparaoxonase, das dabei hilft, oxidativen Stress zu reduzieren. Darüber hinaus zeigte sich, dass Granatapfelsaft die Oxidation von Lipiden in Makrophagen, speziellen Zellen im Körper, die Cholesterin aufnehmen, reduzierte.

Tipp: Granatäpfel enthalten auch hohe Mengen an **Ellagsäure**, welche das Fett verbrennen! Diese und zahlreiche weitere Naturstoffe gegen Übergewicht, finden Sie in meinem Buch *„Dauerhaft Schlank mit Medizin aus der Natur"*.

Granatapfel **Kompaktübersicht ▾**	
Wirkung:	Reduziert laut Studien die Ablagerungen in den Gefäßen, wirkt antioxidativ und entzündungshemmend.
Dosierungs-Richtwert:	Granatapfel-Extrakt: **1.000 mg** / Tag Davon Polyphenole: **250 mg** / Tag
€ Kosten:	ca. **8 €** / Monat (bei 1.000 mg / Tag als Extrakt)
Auf was zu achten ist:	Sie können Granatäpfel pur essen, als Saft trinken und/oder ein Extrakt verwenden, wo die Wirkstoffe hoch dosiert in Tablettenform vorliegen.
Bezugs-quellen:	In Internetshops
Studien:	(148) (149) (150)

Angaben ohne Gewähr. Anwendung auf eigene Gefahr!

Wirkung positiv getestet bei:

In vitro (Reagenzglas)	In vivo (Tiere)	In vivo (Mensch)
	✔	✔

B-Vitamine
gegen Homocystein und Arterienverfettung

Homocystein, eine Aminosäure, die im menschlichen Körper durch den Abbau von Methionin entsteht, hat in den letzten Jahren zunehmend Aufmerksamkeit als potenzieller Risikofaktor für Arteriosklerose und Herz-Kreislauf-Erkrankungen erhalten. Während die genauen Mechanismen noch nicht vollständig verstanden sind, legen Studien nahe, dass ein erhöhter Homocysteinspiegel mit einer erhöhten Gefahr für die Entwicklung von Arteriosklerose verbunden ist.

Arteriosklerose ist eine Erkrankung, bei der die Arterienwände verdicken und verhärten, was zu einer eingeschränkten Blutflussdurchführung führt und das Risiko für Herzinfarkte und Schlaganfälle erhöht. Eine der Hauptursachen für Arteriosklerose ist die Ansammlung von Plaques in den Arterienwänden, die sich aus Fett, Cholesterin, Calcium und anderen Substanzen bilden.

Homocystein wurde als möglicher Faktor identifiziert, der die Bildung dieser Plaques begünstigen kann. Einige der Wege, auf denen Homocystein zur Entwicklung von Arteriosklerose beitragen kann, umfassen:

Endothelschädigung: Erhöhte Homocysteinspiegel können das Endothel, die innere Auskleidung der Blutgefäße, schädigen. Ein geschädigtes Endothel kann die Anhaftung von Blutzellen und Lipoproteinen fördern, was zur Bildung von Plaques führen kann.

Entzündungen: Homocystein kann entzündliche Prozesse im Körper fördern, die wiederum die Entwicklung von Arteriosklerose begünstigen können. Entzündungen spielen eine Schlüsselrolle bei der Bildung von Plaques und der Progression der Arteriosklerose.

Oxidativer Stress: Homocystein kann auch oxidativen Stress im Körper erhöhen, indem es die Bildung freier Radikale fördert. Oxidativer Stress kann zu Schäden an den Arterienwänden führen und die Entwicklung von Arteriosklerose vorantreiben.

Veränderungen im Lipidstoffwechsel: Erhöhte Homocysteinspiegel können auch den Lipidstoffwechsel beeinflussen, was zu einem Anstieg der schädlichen LDL-Cholesterinspiegel führen kann. Hohe LDL-Cholesterinspiegel sind ein bekannter Risikofaktor für Arteriosklerose.

Obwohl die Rolle von Homocystein bei der Arteriosklerose noch nicht vollständig verstanden ist, gibt es Hinweise darauf, dass eine Senkung der Homocysteinspiegel das Risiko für Herz-Kreislauf-Erkrankungen verringern kann. Dies kann durch eine gesunde Ernährung, die **reich an Vitaminen B6, B12 und B9 (Folsäure) ist**, erreicht werden, da diese Nährstoffe helfen können, den Homocysteinspiegel zu senken. Regelmäßige körperliche Aktivität, Rauchverzicht und die Kontrolle anderer Risikofaktoren für Herz-Kreislauf-Erkrankungen können ebenfalls dazu beitragen, das Risiko für Arteriosklerose zu reduzieren.

B-Vitamine **Kompaktübersicht ▾**

Wirkung:	Senkt das Homocystein. Vitamin B3 ist wichtig für den Fettstoffwechsel und der Senkung des Cholesterins.
Dosierungs-Richtwert:	**Vitamin B2:** 1,5 mg **Vitamin B6:** 1,5 mg **Vitamin B9 (Folsäure):** 200 mcg **Vitamin B12:** 2,5 mcg
€ Kosten:	Ca **1-2 €** / Monat
Bezugs-quellen:	In jeder Drogerie
Auf was zu achten ist:	**Die Tagesdosis sollte nicht überschritten werden, da zu hohe Mengen B-Vitamine zu Pickeln führen können!** Idealerweise verwenden Sie ein **B-Komplex-Präparat**, wo alle B-Vitamine vorkommen. So brauchen Sie die Vitamine nicht einzeln zu schlucken! Schlucken Sie die B-Vitamine jedoch nicht auf nüchternen Magen, da dies zu Übelkeit führen kann! Prinzipiell kann der Bedarf natürlich auch durch die Ernährung gedeckt werden. Viele B-Vitamine stecken in Vollkorn. Bei bereits vorhandenem erhöhten Homocystein-Wert ist es jedoch ratsam, auf Nummer Sicher zu gehen und hoch dosiert die Vitamine in Kapselform zuzuführen. **Sollten die B-Vitamine nicht den gewünschten Therapie-Erfolg bringen, sollten Sie auch noch Cholin (Vitamin B4), Tocotrienol, Taurin, Betalain (Rote Bete) und NAC hinzufügen!**
Studien:	(719) (720) (721) (722)

Angaben ohne Gewähr. Anwendung auf eigene Gefahr!

Wirkung positiv getestet bei:

In vitro (Reagenzglas)	In vivo (Tiere)	In vivo (Mensch)
✔	✔	✔

Vitamin C (Ascorbinsäure)
Das Vitamin für elastische Blutgefäße

Sicher haben Sie schon viel von der Seefahrerkrankheit Skorbut gehört. Diese wird durch einen chronischen Vitamin C-Mangel über Monate hinweg ausgelöst: Die Seefahrer verbluteten regelrecht. **Vitamin C sorgt nämlich dafür, dass die Blutgefäßwände sauber und elastisch bleiben.** Beim Mangel an Vitamin C oder gar beim vollständigem fehlen von Vitamin C in der Nahrung, werden die Blutgefäße löchrig und porös. In diesem Fall greift dann das Lipoprotein A ein, um die kaputten Blutgefäße zu reparieren bzw. zu flicken. Versuche an Mäusen konnten zeigen, dass der Lipoprotein A-Spiegel parallel zur Vitamin C-Aufnahme gekoppelt ist. Bei ausreichend hoher Vitamin C-Aufnahme, sank der Lipoprotein A-Spiegel *(Studie 54)*.

Vitamin C in pflanzlichen Nahrungsmitteln:

Austr. Buschpflaume	**3.000 mg**
Camu Camu	**2.000 mg**
Acerola Kirschen / Saft	**1.677 mg**
Hagebutten	**426 mg**
Süße gelbe Paprika	**183 mg**
Getrocknete Litschis	**183 mg**
Schwarze Johannisbeeren	**181 mg**
Komatsuna	**130 mg**
Süße rote Paprika	**127 mg**
Haferkleie Flocken	**127 mg**
Kiwis	**120 mg**
Sonnengetr. Tomaten	**101 mg**
Grünkohl	**93 mg**
Brokkoli	**89 mg**
Traubensaft + Orangensaft	**30 mg**

Alle Angaben je 100 g,
(Quelle: US DEPARTMENT OF AGRICULTURE, u.a.)

Achten Sie auf mindestens 1 g (1.000 mg) Vitamin C am Tag. Im Idealfall aber kombiniert mit einem Saft. Wenn Sie z.B. Orangensaft trinken und in diesen, reine Ascorbinsäure auflösen, dann ist das deutlich gesünder, als wenn Sie das Vitamin C pur (also ohne Saft) konsumieren. In einer Studie *(855)* konnte nachgewiesen werden, dass durch den Vitamin C-reichen Orangensaft die DNA-Schäden durch freie Sauerstoffradikale um 18% gesenkt wurden. Beim Wasser mit reinem Vitamin C passierte das nicht. Vitamin C wirkt, wenn es pur aufgenommen wird, nicht Anti-, sondern Pro-

Oxidativ! Das bedeutet, es wird selbst zum freien Radikal. Nur in Kombination mit anderen Vitaminen und sekundären Pflanzenstoffen entfaltet es seine antioxidative Wirkung und schützt den Organismus einschließlich der Blutgefäße vor Schädigung *(Studie 855)*.

In einer Studie *(89)* führte die Verabreichung von **2 g Vitamin C** pro Tag zu einer Verringerung der arteriellen Steifheit. Eine andere Studie *(90)* fand jedoch bei *isolierter Ascorbinsäure (Vitamin C)* sogar einen negativen Effekt: Die Dicke der Karotis-Media (Halsschlagader) nahm dadurch sogar noch weiter zu. In der Placebo-Gruppe war der Anstieg geringer. Bemerkenswert: **Nur in der Gruppe, die eine hohe Vitamin C-Zufuhr durch Nahrungsmittel bekam, verringerte sich die Dicke der Karotis-Intima-Media!** Dies deutet darauf hin, dass Vitamin C als Ascorbinsäure oft selbst zum freien Radikal wird. Ist es jedoch an einer antioxidativen Frucht gebunden wie z.B. Acerola-Kirschen, so überwiegt der antioxidative Effekt und das Vitamin C wird so geschützt. Es ist daher empfehlenswert, Vitamin C-reiche Lebensmittel zu verzehren und diese dann mit Ascorbinsäure-Pulver noch weiter anzureichern.

	Vitamin C **Kompaktübersicht ▼**
Wirkung:	Verringert die Dicke der Intima-Media (Halsschlagader), wenn es durch Vitamin C-reiche Früchte eingenommen wird. Vitamin C senkt auch Lipoptotein A.
Dosierungs-Richtwert:	Mindestens **2 g** / Tag (2.000 mg) Zusammen mit Knoblauch senkt es den Blutdruck (mehr als mit Knoblauch alleine)
€ Kosten:	100 g Ascorbinsäure-Pulver kosten ca. 2 €.
Bezugs-quellen:	Ascorbinsäure als Pulver erhalten Sie in jeder Drogerie. Die australische Buschpflaume ist jedoch schwer zu kaufen. Leichter erhältlich ist Camu-Camu (500 g Trockenpulver für ca. 25 €). Acerola-Kirschsaft erhalten Sie in Reformhäusern.
Auf was zu achten ist:	Verwenden Sie Vitamin C-reiches Obst und reichern dieses mit Ascorbinsäure noch weiter an. Verwenden Sie die Ascorbinsäure jedoch nicht isoliert, sondern zusammen mit Obst, da das Vitamin C ansonsten oft selbst zum freien Radikal wird und am Ende mehr schadet als nützt. **Zusammen mit Knoblauch kann der blutdrucksenkende Effekt noch stärker ausfallen!**
Studien:	(54) (89) (90) (855)

Angaben ohne Gewähr. Anwendung auf eigene Gefahr!

Wirkung positiv getestet bei:

In vitro (Reagenzglas)	In vivo (Tiere)	In vivo (Mensch)
	✔	✔

Kalium
Das Mangel-Mineral gegen Bluthochdruck, Krebs und vieles mehr

Kalium-Mangel ist in der westlichen Welt weit verbreitet! Über Millionen von Jahren hat sich der menschliche Organismus an eine bestimmte Umgebung angepasst, die von seiner genetischen Ausstattung geprägt ist. Diese Umgebung, die während der Zeit der Jäger und Sammler vorherrschte, beeinflusste maßgeblich die Ernährung und den Lebensstil unserer Vorfahren. In dieser Zeit war die Nahrung reich an kaliumreichen pflanzlichen Lebensmitteln wie Früchten, Blattgemüse, Gemüsefrüchten, Wurzeln und Knollen. Durch diese Ernährung nahmen die Menschen im Durchschnitt etwa 400 mEq Kalium pro Tag zu sich (ca. **15 g Kalium/Tag**), was die empfohlenen Zufuhrempfehlungen von heute um das Vierfache übertrifft. Kalium spielt eine fundamentale Rolle im Körper und ist für verschiedene physiologische Prozesse wie die Regulation des Blutdrucks, die Insulin-sekretion und den intrazellulären pH-Wert

Kalium in pflanzlichen Nahrungsmitteln:

Pfifferling getrocknet	4.485 mg
Steinpilz getrocknet	2.177 mg
Hefe	2.000 mg
Sojabohne geröstet	1.803 mg
Aprikose getrocknet	1.654 mg
Weizenkleie	1.390 mg
Pflaumen getrocknet	1.218 mg
Banane getrocknet	1.201 mg
Feige getrocknet	1.082 mg
Kartoffelchips	1.000 mg
Pistazie geröstet	985 mg
Champignonsuppe	910 mg
Weizenkeime	837 mg
Süße Mandeln	835 mg
Kürbiskerne	814 mg
Kartoffeln	340 mg

Alle Angaben je 100 g
(Quelle: US DEPARTMENT OF AGRICULTURE)

wichtig. Im Laufe der Zeit hat sich die Ernährung jedoch drastisch verändert. Mit der Einführung der Landwirtschaft vor etwa 10.000 Jahren begann der Übergang zu einer modernen Ernährung, die sich hauptsächlich auf energiereiche, nährstoffarme Lebensmittel konzentriert, wie raffinierte Zucker, Fette und Öle. Gleichzeitig wurden kaliumreiche pflanzliche Lebensmittel durch kaliumarme Getreidekörner ersetzt. Diese Veränderung in der Ernährung führte dazu, dass moderne Menschen nicht mehr ausreichend Kalium aufnehmen, um den genetisch bedingten Bedarf zu decken. Dies könnte Auswirkungen auf die physiologischen Prozesse haben und die Frage aufwerfen, ob die aktuellen Normen für Blutdruck, Insulinspiegel und andere Parameter tatsächlich mit den genetischen Normen des Menschen übereinstimmen *(132)*.

Über eine ausreichende Versorgung mit Natrium hingegen muss man sich im Prinzip keine Sorgen machen, denn unser Essen ist heutzutage stark übersalzen (Kochsalz= Natriumchlorid), sodass ein Mangel an Natrium nicht zu erwarten ist. Nach neuesten Untersuchungen sind 70% aller Menschen mit Kalium unterversorgt. Früher aßen die Menschen sehr viel kaliumhaltiges Obst und Getreide. Natrium hingegen („Das weiße Gold"), war rar. Heute ist es genau umgekehrt. Natrium ist allgegenwärtig und Kalium Mangelware!

Kaliumkonsum früher (vor 10.000 Jahren) und heute:

Früher:	Heute:
15 g / Tag	*Maximal* um die **4 g** / Tag

(Quelle: 132)

Die Ernährungsrichtlinien legen Ziele für die Aufnahme wichtiger Mineralien fest, basierend auf Studien, die zeigen, wie die Menge dieser Mineralien mit der Gesundheit zusammenhängt. Um Herz-Kreislauf-Erkrankungen vorzubeugen, ist es wichtig, die Aufnahme von Natrium zu reduzieren und die Aufnahme von Kalium zu erhöhen. Neue Erkenntnisse zeigen, dass die **Steigerung der Kaliumaufnahme möglicherweise noch wichtiger für die Herz-Kreislauf-Gesundheit ist als die Reduzierung von Natrium.** Kalium hilft, den Blutdruck zu senken und kann die negativen Auswirkungen einer hohen Natriumaufnahme mildern. Eine Studie hat gezeigt, dass die Erhöhung der Kaliumaufnahme durch den Austausch von Salz (25%

Kaliumchlorid, 75% Natriumchlorid) das Schlaganfallrisiko bei Menschen mit einem erhöhten Risiko für Herz-Kreislauf-Erkrankungen verringert. Da Obst, Gemüse, Nüsse und Hülsenfrüchte die Hauptquellen für Kalium sind, könnte eine Erhöhung der Kaliumaufnahme mit einer gesunden Ernährung einhergehen *(133)*. Mehrere Metaanalysen haben inzwischen bestätigt, dass eine hohe Kaliumzufuhr das Schlaganfallrisiko um **etwa 25 % senkt** *(134)*.

In dieser Studie *(141)* wurde erforscht, wie die Kaliumaufnahme über die Nahrung die Gefäßverkalkung beeinflusst, ein Risikofaktor für Herz-Kreislauf-Erkrankungen. Verwendet wurden Mäuse, die genetisch so verändert waren, dass sie anfälliger für Arteriosklerose sind. Die Ergebnisse zeigten, dass eine **niedrige Kaliumzufuhr die Gefäßverkalkung und Steifheit der Aorta erhöhte, während eine hohe Kaliumzufuhr dies verringerte.** Diese Ergebnisse deuten darauf hin, dass die Kaliumaufnahme über die Nahrung eine wichtige Rolle bei der Regulation der Gefäßverkalkung spielt und möglicherweise neue Ansätze für die Behandlung von Gefäßerkrankungen aufzeigt. Kalium-Mangel ist auch sehr stark mit Krebs assoziiert! Mehr dazu finden Sie in meinen Büchern *„Insider-Heilverfahren gegen Krebs"* und *„Krebs vorbeugen mit Medizin aus der Natur"*.

Kalium vs. Natrium. Die Unterschiede:

Kalium	Ist **gut** für die Gesundheit, da es vor zahlreichen Krankheiten von Akne, Bluthochdruck bis hin zu Krebs schützen kann. Ein Mangel in der Bevölkerung ist weit verbreitet und die Aufnahme beträgt heute nur noch ¼ von dem, was in der Steinzeit konsumiert wurde.
Natrium	Ist **schlecht** für die Gesundheit. Natrium ist der Gegenspieler des Kaliums. Er verursacht viele gesundheitliche Probleme wie Bluthochdruck, Schäden in den Gefäßen, Fibrose und kann auch Krebs verursachen. Zwar ist es richtig, dass die Menschen auch geringe Mengen Natrium brauchen. Doch ist der Bedarf (im Gegensatz zu Kalium) minimal. Die heutige Ernährung ist reich an Salz (Natrium) und ein Mangel ist in der westlichen Welt nicht zu befürchten. Im Gegenteil. Die Natrium-Aufnahme ist **viel zu hoch!**

Kalium **Kompaktübersicht** ▾

Wirkung:	Reduziert den Blutdruck, wirkt den schädlichen Wirkungen des Natriums entgegen. Laut Studien wird das Schlaganfall-Risiko durch Kalium um 25% reduziert.
Dosierungs-Richtwert:	Mindestens **5 g** (5.000 mg) / Tag. Besser 10 g. Z.B. 10 Beutel „Kalium Verla"/Tag (Kaliumcitrat). Und/oder das basische Kaliumcarbonat. Oder durch Ernährung, z.B. durch 2 kg Kartoffeln am Tag.
€ Kosten:	ca. **20 €** / Monat
Auf was zu achten ist:	Hohe Mengen **Koffein** oder **Diuretika** können den Kaliumspiegel senken! Menschen mit **Niereninsuffizienz** bzw. nicht einwandfreier Nierenfunktion sollten auf Kalium vorerst verzichten, sonst kann es zum Herzstillstand kommen. Fragen Sie Ihren Arzt!
Bezugs-quellen:	Diverse Internetshops, evtl. auch Reformhäuser oder Apotheken. Bekannt ist z.B. das „Kalium Verla" aus der Apotheke. Am günstigsten ist die 500-Beutel-Packung (PZN **08503982**) in Online-Apotheken (Preisvergleich, z.B. bei medizinfuchs.de)
Studien:	(132) (133) (134)

Angaben ohne Gewähr. Anwendung auf eigene Gefahr!

Wirkung positiv getestet bei:

In vitro (Reagenzglas)	In vivo (Tiere)	In vivo (Mensch)
	✔	✔

Melatonin
Gesunde Gefäße mit dem Schlaf- und Reparaturhormon

Melatonin ist ein faszinierendes Hormon, das nicht nur für die Regulation des Schlaf-Wach-Zyklus verantwortlich ist, sondern auch eine Vielzahl anderer wichtiger Funktionen im menschlichen Körper ausübt. **Die Melatonin-Produktion nimmt mit zunehmendem Alter immer weiter ab.** Dies erklärt die typischen Schlafstörungen von älteren Menschen. Mit dem Alter kann die Zirbeldrüse nämlich verkalken, was in einer Abnahme der Melatonin-Produktion resultiert. **Die Zirbeldrüse weist unter allen Organen und Geweben des menschlichen Körpers die höchste Verkalkungsrate auf** *(Studie 106)*.

Daher ist es wichtig, Melatonin durch Kapseln zuzuführen, um den Melatoninspiegel dennoch hoch zu halten. Des Weiteren können Sie Ihren Körper (und damit auch die Zirbeldrüse) versuchen zu entkalken mit folgenden Naturstoffen: Magnesium (mindestens 500 mg/Tag), Apfelessig (bis 100 ml/Tag), die Aminosäure L-Lysin, Vitamin K2 (am besten als MK-7), viel Kalium und Vitamin D in einer ausreichenden Menge. All diese Stoffe werden hier im Buch ausführlich beschrieben!

Melatonin übt entzündungshemmende und antioxidative Eigenschaften aus, was bedeutet, dass es bei der Behandlung von Arteriosklerose nützlich sein kann. Melatonin neutralisiert reaktive Sauerstoffspezies (freie Radikale), erhöht die Aktivität antioxidativer Enzyme und den Glutathionspiegel und wirkt synergistisch mit den Vitaminen C, E und Glutathion. Melatonin reduziert den Spiegel proinflammatorischer Zytokine (IL-6, IL-12, TNF-alpha IFN-gamma. Melatonin übt eine positive Wirkung auf Serumlipide aus, verhindert die LDL-Oxidation und erhöht die gesamte antioxidative Kapazität *(107)*.

Melatonin **Kompaktübersicht ▼**	
Wirkung:	Wirkt antioxidativ, entzündungshemmend, verbessert die Blutfettwerte
Dosierungs-Richtwert:	**3 mg** abends vor dem zu Bett gehen
€ Kosten:	Die Kosten veriieren je nach Produkt stark. Bei günstigen Präparaten (insbesondere aus Online-Shops) mit einem Jahresvorrat, erhalten Sie Melatonin ab ca. **3 € / Monat.**
Bezugs-quellen:	In Drogerien, Apotheken, Reformhäusern und in Onlineshops.
Auf was zu achten ist:	**Melatonin macht müde. Sie sollten es daher nur abends vor dem zu Bett gehen schlucken und auf keinen Fall vor dem Autofahren!**
Studien:	(106) (107) (108)

Angaben ohne Gewähr. Anwendung auf eigene Gefahr!

Wirkung positiv getestet bei:

In vitro (Reagenzglas)	In vivo (Tiere)	In vivo (Mensch)
✔	✔	

Kapitel 4: Obligatorisches

Studien- und Quellverzeichnis

(6) Arteriosklerose- chronischer Entzündungszustand
Lusis AJ. Atherosclerosis. Nature. 2000 Sep 14;407(6801):233-41. doi: 10.1038/35025203.
PMID: 11001066; PMCID: PMC2826222.

(46) Magnesium-Aufnahme ist umgekehrt mit Koronararterienverkalkung assoziiert: die
Framingham Herzstudie
Hruby A, O'Donnell CJ, Jacques PF, Meigs JB, Hoffmann U, McKeown NM. Magnesium
intake is inversely associated with coronary artery calcification: the Framingham Heart
Study. JACC Cardiovasc Imaging. 2014 Jan;7(1):59-69. doi: 10.1016/j.jcmg.2013.10.006.
Epub 2013 Nov 27. PMID: 24290571; PMCID: PMC3957229.

(47) Weichgewebeverkalkung mit lokaler und oraler Magnesiumtherapie behandelt.
Steidl L, Ditmar R. Soft tissue calcification treated with local and oral magnesium therapy.
Magnes Res. 1990 Jun;3(2):113-9. PMID: 2133625.

(48) Untersuchung der Magnesium-Bioverfügbarkeit aus zehn organischen und
anorganischen Mg-Salzen bei Mg-abgereicherten Ratten unter Verwendung eines stabilen
Isotopenansatzes
Coudray C, Rambeau M, Feillet-Coudray C, Gueux E, Tressol JC, Mazur A, Rayssiguier Y.
Study of magnesium bioavailability from ten organic and inorganic Mg salts in Mg-depleted
rats using a stable isotope approach. Magnes Res. 2005 Dec;18(4):215-23. PMID: 16548135.

(49) Bioverfügbarkeit von US-kommerziellen Magnesiumpräparaten.
Firoz M, Graber M. Bioavailability of US commercial magnesium preparations. Magnes Res.
2001 Dec;14(4):257-62. PMID: 11794633.

(50) Magnesium Bioverfügbarkeit aus Mineralwasser. Eine Studie bei erwachsenen
Männern
Verhas M, de la Guéronnière V, Grognet JM, Paternot J, Hermanne A, Van den Winkel P,
Gheldof R, Martin P, Fantino M, Rayssiguier Y. Magnesium bioavailability from mineral water.
A study in adult men. Eur J Clin Nutr. 2002 May;56(5):442-7. doi: 10.1038/sj.ejcn.1601333.
PMID: 12001016.

(51) Mg Citrat fand mehr bioverfügbar als andere Mg-Präparate in einer randomisierten,
doppelblinden Studie.
Walker AF, Marakis G, Christie S, Byng M. Mg citrate found more bioavailable than other Mg
preparations in a randomised, double-blind study. Magnes Res. 2003 Sep;16(3):183-91.
PMID: 14596323.

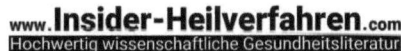

(52) Magnesium-Bioverfügbarkeit aus Magnesiumcitrat und Magnesiumoxid.
Lindberg JS, Zobitz MM, Poindexter JR, Pak CY. Magnesium bioavailability from magnesium citrate and magnesium oxide. J Am Coll Nutr. 1990 Feb;9(1):48-55. doi: 10.1080/07315724.1990.10720349. PMID: 2407766.

(54) Vitamin-C-Mangel verursacht Atherosklerose durch die Ablagerung von Lipoprotein(a) in der Gefäßwand von transgenen Mäusen
http://www4ger.dr-rath-foundation.org/DIE_FOUNDATION/LP_a_-Studie_MR_2015Jun18.pdf

(58) Phytat (Myo-Inositol-Hexakisphosphat) hemmt kardiovaskuläre Verkalkungen bei Ratten
Grases F, Sanchis P, Perello J, Isern B, Prieto RM, Fernandez-Palomeque C, Fiol M, Bonnin O, Torres JJ. Phytate (Myo-inositol hexakisphosphate) inhibits cardiovascular calcifications in rats. Front Biosci. 2006 Jan 1;11:136-42. doi: 10.2741/1786. PMID: 16146720.

(59) Diätetisches Myo-Inositol-Hexaphosphat verhindert dystrophische Verkalkungen in Weichgeweben: eine Pilotstudie bei Wistar-Ratten.
Grases F, Perelló J, Prieto RM, Simonet BM, Torres JJ. Dietary myo-inositol hexaphosphate prevents dystrophic calcifications in soft tissues: a pilot study in Wistar rats. Life Sci. 2004 May 21;75(1):11-9. doi: 10.1016/j.lfs.2003.11.030. PMID: 15102518.

(60) Phytat reduziert altersbedingte Herz-Kreislauf-Verkalkung.
Grases F, Sanchis P, Perello J, Isern B, Prieto RM, Fernandez-Palomeque C, Saus C. Phytate reduces age-related cardiovascular calcification. Front Biosci. 2008 May 1;13:7115-22. doi: 10.2741/3214. PMID: 18508720.

(61) Studie einer Myo-Inositol-Hexaphosphat-basierten Creme zur Vermeidung von dystrophischen Calcinose cutis.
Grases F, Perelló J, Isern B, Prieto RM. Study of a myo-inositol hexaphosphate-based cream to prevent dystrophic calcinosis cutis. Br J Dermatol. 2005 May;152(5):1022-5. doi: 10.1111/j.1365-2133.2005.06382.x. PMID: 15888163.

(63) Vitamin D Toxizität bei Erwachsenen: Eine Fallreihe aus einem Bereich mit endemischer Hypovitaminose D:
Koul PA, Ahmad SH, Ahmad F, Jan RA, Shah SU, Khan UH. Vitamin d toxicity in adults: a case series from an area with endemic hypovitaminosis d. Oman Med J. 2011 May;26(3):201-4. doi: 10.5001/omj.2011.49. PMID: 22043417; PMCID: PMC3191699.

(64) Einnahme und Quellen von Phylloquinon (Vitamin K (1) bei 4-jährigen britischen Kindern: Vergleich zwischen 1950 und den 1990er Jahren.
Prynne CJ, Thane CW, Prentice A, Wadsworth ME. Intake and sources of phylloquinone (vitamin K(1)) in 4-year-old British children: comparison between 1950 and the 1990s. Public Health Nutr. 2005 Apr;8(2):171-80. doi: 10.1079/phn2004674. PMID: 15877910.

(65) Li K, Kaaks R, Linseisen J, Rohrmann S. Associations of dietary calcium intake and calcium supplementation with myocardial infarction and stroke risk and overall cardiovascular mortality in the Heidelberg cohort of the European Prospective Investigation into Cancer and Nutrition study (EPIC-Heidelberg). Heart. 2012 Jun;98(12):920-5. doi: 10.1136/heartjnl-2011-301345. PMID: 22626900.

(66) Regression der Warfarin-induzierten medialen Elastocalcinose durch hohe Aufnahme von Vitamin K bei Ratten
Schurgers LJ, Spronk HM, Soute BA, Schiffers PM, DeMey JG, Vermeer C. Regression of warfarin-induced medial elastocalcinosis by high intake of vitamin K in rats. Blood. 2007 Apr 1;109(7):2823-31. doi: 10.1182/blood-2006-07-035345. PMID: 17138823.

(69) Homocystein-Ebene und koronare Herzkrankheit Inzidenz: eine systematische Überprüfung und Meta-Analyse.
Humphrey LL, Fu R, Rogers K, Freeman M, Helfand M. Homocysteine level and coronary heart disease incidence: a systematic review and meta-analysis. Mayo Clin Proc. 2008 Nov;83(11):1203-12. doi: 10.4065/83.11.1203. PMID: 18990318.

(81) Shimomura A, Matsui I, Hamano T, Ishimoto T, Katou Y, Takehana K, Inoue K, Kusunoki Y, Mori D, Nakano C, Obi Y, Fujii N, Takabatake Y, Nakano T, Tsubakihara Y, Isaka Y, Rakugi H. Dietary L-lysine prevents arterial calcification in adenine-induced uremic rats. J Am Soc Nephrol. 2014 Sep;25(9):1954-65. doi: 10.1681/ASN.2013090967. Epub 2014 Mar 20. PMID: 24652795; PMCID: PMC4147981.

(82) Montecucco F, Quercioli A, Dallegri F, Viviani GL, Mach F. New evidence for nicotinic acid treatment to reduce atherosclerosis. Expert Rev Cardiovasc Ther. 2010 Oct;8(10):1457-67. doi: 10.1586/erc.10.116. PMID: 20936932.

(83) Amsterdam EA. Benefit on atherosclerosis of adding niacin in patients with low HDL-cholesterol taking a statin. Prev Cardiol. 2005 Spring;8(2):130. doi: 10.1111/j.1520-037x.2005.4008.x. PMID: 15860992.

(84) Ronsein GE, Vaisar T, Davidson WS, Bornfeldt KE, Probstfield JL, O'Brien KD, Zhao XQ, Heinecke JW. Niacin Increases Atherogenic Proteins in High-Density Lipoprotein of Statin-Treated Subjects. Arterioscler Thromb Vasc Biol. 2021 Aug;41(8):2330-2341. doi: 10.1161/ATVBAHA.121.316278. Epub 2021 Jun 17. PMID: 34134520; PMCID: PMC8295224.

(85) Brown BG. Can niacin slow the development of atherosclerosis in coronary artery disease patients already taking statins? Nat Clin Pract Cardiovasc Med. 2005 May;2(5):234-5. doi: 10.1038/ncpcardio0189. PMID: 16265502.

(86) Su G, Sun G, Liu H, Shu L, Zhang J, Guo L, Huang C, Xu J. Niacin Suppresses Progression of Atherosclerosis by Inhibiting Vascular Inflammation and Apoptosis of Vascular Smooth Muscle Cells. Med Sci Monit. 2015 Dec 29;21:4081-9. doi: 10.12659/msm.895547. PMID: 26712802; PMCID: PMC4699630.

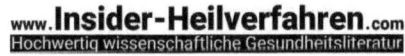

(87) Tavintharan S, Kashyap ML. The benefits of niacin in atherosclerosis. Curr Atheroscler Rep. 2001 Jan;3(1):74-82. doi: 10.1007/s11883-001-0014-y. PMID: 11123852.

(88) Meyers CD, Kamanna VS, Kashyap ML. Niacin therapy in atherosclerosis. Curr Opin Lipidol. 2004 Dec;15(6):659-65. doi: 10.1097/00041433-200412000-00006. PMID: 15529025.

(89) Wilkinson IB, Megson IL, MacCallum H, Sogo N, Cockcroft JR, Webb DJ. Oral vitamin C reduces arterial stiffness and platelet aggregation in humans. J Cardiovasc Pharmacol. 1999 Nov;34(5):690-3. doi: 10.1097/00005344-199911000-00010. PMID: 10547085.

(90) Agarwal M, Mehta PK, Dwyer JH, Dwyer KM, Shircore AM, Nordstrom CK, Sun P, Paul-Labrador M, Yang Y, Merz CN. Differing Relations to Early Atherosclerosis between Vitamin C from Supplements vs. Food in the Los Angeles Atherosclerosis Study: A Prospective Cohort Study. Open Cardiovasc Med J. 2012;6:113-21. doi: 10.2174/1874192401206010113. Epub 2012 Sep 7. PMID: 23002405; PMCID: PMC3447163.

(91) Engler MM, Engler MB. Dietary borage oil alters plasma, hepatic and vascular tissue fatty acid composition in spontaneously hypertensive rats. Prostaglandins Leukot Essent Fatty Acids. 1998 Jul;59(1):11-5. doi: 10.1016/s0952-3278(98)90046-1. PMID: 9758202.

(92) Bruckner G, Webb P, Greenwell L, Chow C, Richardson D. Fish oil increases peripheral capillary blood cell velocity in humans. Atherosclerosis. 1987 Aug;66(3):237-45. doi: 10.1016/0021-9150(87)90067-0. PMID: 3632762.
(93) Morris MC, Sacks F, Rosner B. Does fish oil lower blood pressure? A meta-analysis of controlled trials. Circulation. 1993 Aug;88(2):523-33. doi: 10.1161/01.cir.88.2.523. PMID: 8339414.

(94) Xu X, Wang P, Zhao Z, Cao T, He H, Luo Z, Zhong J, Gao F, Zhu Z, Li L, Yan Z, Chen J, Ni Y, Liu D, Zhu Z. Activation of transient receptor potential vanilloid 1 by dietary capsaicin delays the onset of stroke in stroke-prone spontaneously hypertensive rats. Stroke. 2011 Nov;42(11):3245-51. doi: 10.1161/STROKEAHA.111.618306. Epub 2011 Aug 18. PMID: 21852608.

(95) Liang YT, Tian XY, Chen JN, Peng C, Ma KY, Zuo Y, Jiao R, Lu Y, Huang Y, Chen ZY. Capsaicinoids lower plasma cholesterol and improve endothelial function in hamsters. Eur J Nutr. 2013 Feb;52(1):379-88. doi: 10.1007/s00394-012-0344-2. Epub 2012 Mar 31. PMID: 22466858.
(96) Die Verabreichung von Capsaicin und Isoflavon fördert das Haarwachstum durch Steigerung der Insulin-ähnlichen Wachstumsfaktor-I-Produktion bei Mäusen und Menschen mit Alopezie
https://www.sciencedirect.com/science/article/abs/pii/S1096637407000639

(97) https://www.hairlosstalk.com/interact/threads/apple-cider-vinegar.50587/

(98) Sakakibara S, Murakami R, Takahashi M, Fushimi T, Murohara T, Kishi M, Kajimoto Y, Kitakaze M, Kaga T. Vinegar intake enhances flow-mediated vasodilatation via upregulation of endothelial nitric oxide synthase activity. Biosci Biotechnol Biochem. 2010;74(5):1055-61. doi: 10.1271/bbb.90953. Epub 2010 May 7. PMID: 20460711.

(99) Tsuchida Y. The effect of aging and arteriosclerosis on human skin blood flow. J Dermatol Sci. 1993 Jun;5(3):175-81. doi: 10.1016/0923-1811(93)90764-g. PMID: 8241073.

(100) Petrofsky JS, McLellan K, Bains GS, Prowse M, Ethiraju G, Lee S, Gunda S, Lohman E 3rd, Schwab E. The influence of ageing on the ability of the skin to dissipate heat. Med Sci Monit. 2009 Jun;15(6):CR261-8. PMID: 19478695.

(101) Amom Z, Zakaria Z, Mohamed J, Azlan A, Bahari H, Taufik Hidayat Baharuldin M, Aris Moklas M, Osman K, Asmawi Z, Kamal Nik Hassan M. Lipid lowering effect of antioxidant alpha-lipoic Acid in experimental atherosclerosis. J Clin Biochem Nutr. 2008 Sep;43(2):88-94. doi: 10.3164/jcbn.2008051. PMID: 18818758; PMCID: PMC2533724.

(102) Morita M, Hayashi T, Ochiai M, Maeda M, Yamaguchi T, Ina K, Kuzuya M. Oral supplementation with a combination of L-citrulline and L-arginine rapidly increases plasma L-arginine concentration and enhances NO bioavailability. Biochem Biophys Res Commun. 2014 Nov 7;454(1):53-7. doi: 10.1016/j.bbrc.2014.10.029. Epub 2014 Oct 14. PMID: 25445598.

(103) Dhawan V, Handu SS, Nain CK, Ganguly NK. Chronic L-arginine supplementation improves endothelial cell vasoactive functions in hypercholesterolemic and atherosclerotic monkeys. Mol Cell Biochem. 2005 Jan;269(1-2):1-11. doi: 10.1007/s11010-005-1810-4. PMID: 15786711.

(104) Prasad K. Tocotrienols and cardiovascular health. Curr Pharm Des. 2011;17(21):2147-54. doi: 10.2174/138161211796957418. PMID: 21774782.

(105) Nafeeza MI, Norzana AG, Jalaluddin HL, Gapor MT. The effects of a tocotrienol-rich fraction on experimentally induced atherosclerosis in the aorta of rabbits. Malays J Pathol. 2001 Jun;23(1):17-25. PMID: 16329543.

(106) Tan DX, Xu B, Zhou X, Reiter RJ. Pineal Calcification, Melatonin Production, Aging, Associated Health Consequences and Rejuvenation of the Pineal Gland. Molecules. 2018 Jan 31;23(2):301. doi: 10.3390/molecules23020301. PMID: 29385085; PMCID: PMC6017004.

(107) Broncel M, Koziróg-Kołacińska M, Chojnowska-Jezierska J. Melatonina w leczeniu miazdiycy [Melatonin in the treatment of atherosclerosis]. Pol Merkur Lekarski. 2007 Aug;23(134):124-7. Polish. PMID: 18044343.

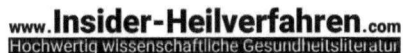

(108) Hu ZP, Fang XL, Fang N, Wang XB, Qian HY, Cao Z, Cheng Y, Wang BN, Wang Y. Melatonin ameliorates vascular endothelial dysfunction, inflammation, and atherosclerosis by suppressing the TLR4/NF-κB system in high-fat-fed rabbits. J Pineal Res. 2013 Nov;55(4):388-98. doi: 10.1111/jpi.12085. Epub 2013 Sep 6. PMID: 24006943.

(109) Zou Z, Xu X, Huang Y, Xiao X, Ma L, Sun T, Dong P, Wang X, Lin X. High serum level of lutein may be protective against early atherosclerosis: the Beijing atherosclerosis study. Atherosclerosis. 2011 Dec;219(2):789-93. doi: 10.1016/j.atherosclerosis.2011.08.006. Epub 2011 Aug 10. PMID: 21872250.

(110) Han H, Cui W, Wang L, Xiong Y, Liu L, Sun X, Hao L. Lutein prevents high fat diet-induced atherosclerosis in ApoE-deficient mice by inhibiting NADPH oxidase and increasing PPAR expression. Lipids. 2015 Mar;50(3):261-73. doi: 10.1007/s11745-015-3992-1. Epub 2015 Feb 7. PMID: 25663235.

(111) Chung RWS, Leanderson P, Lundberg AK, Jonasson L. Lutein exerts anti-inflammatory effects in patients with coronary artery disease. Atherosclerosis. 2017 Jul;262:87-93. doi: 10.1016/j.atherosclerosis.2017.05.008. Epub 2017 May 6. PMID: 28527371.

(112) Howard AN, Thurnham DI. Lutein and atherosclerosis: Belfast versus Toulouse revisited. Med Hypotheses. 2017 Jan;98:63-68. doi: 10.1016/j.mehy.2016.10.030. Epub 2016 Nov 23. PMID: 28012609.

(113) Nakatani S, Mori K, Sonoda M, Nishide K, Uedono H, Tsuda A, Emoto M, Shoji T. Association between Serum Zinc and Calcification Propensity (T50) in Patients with Type 2 Diabetes Mellitus and In Vitro Effect of Exogenous Zinc on T50. Biomedicines. 2020 Sep 9;8(9):337. doi: 10.3390/biomedicines8090337. PMID: 32916995; PMCID: PMC7555216.

(114) Chen Z, Gordillo-Martinez F, Jiang L, He P, Hong W, Wei X, Staines KA, Macrae VE, Zhang C, Yu D, Fu X, Zhu D. Zinc ameliorates human aortic valve calcification through GPR39 mediated ERK1/2 signalling pathway. Cardiovasc Res. 2021 Feb 22;117(3):820-835. doi: 10.1093/cvr/cvaa090. PMID: 32259211.

(115) Chen W, Eisenberg R, Mowrey WB, Wylie-Rosett J, Abramowitz MK, Bushinsky DA, Melamed ML. Association between dietary zinc intake and abdominal aortic calcification in US adults. Nephrol Dial Transplant. 2020 Jul 1;35(7):1171-1178. doi: 10.1093/ndt/gfz134. PMID: 31298287; PMCID: PMC7417001.

(116) Voelkl J, Tuffaha R, Luong TTD, Zickler D, Masyout J, Feger M, Verheyen N, Blaschke F, Kuro-O M, Tomaschitz A, Pilz S, Pasch A, Eckardt KU, Scherberich JE, Lang F, Pieske B, Alesutan I. Zinc Inhibits Phosphate-Induced Vascular Calcification through TNFAIP3-Mediated Suppression of NF-?B. J Am Soc Nephrol. 2018 Jun;29(6):1636-1648. doi: 10.1681/ASN.2017050492. Epub 2018 Apr 13. PMID: 29654213; PMCID: PMC6054342.

So schützen Sie sich vor Herzinfarkt,
Schlaganfall und Thrombose

(117) Yang YJ, Choi BY, Chun BY, Kweon SS, Lee YH, Park PS, Kim MK. Dietary zinc intake is inversely related to subclinical atherosclerosis measured by carotid intima-media thickness. Br J Nutr. 2010 Oct;104(8):1202-11. doi: 10.1017/S0007114510001893. Epub 2010 May 21. PMID: 20487581.

(118) Gao JW, Zhang SL, Hao QY, Huang FF, Liu ZY, Zhang HF, Yan L, Wang JF, Liu PM. Association of dietary zinc intake with coronary artery calcium progression: the Multi-Ethnic Study of Atherosclerosis (MESA). Eur J Nutr. 2021 Aug;60(5):2759-2767. doi: 10.1007/s00394-020-02452-5. Epub 2021 Jan 4. PMID: 33394121.

(119) Shen H, Oesterling E, Stromberg A, Toborek M, MacDonald R, Hennig B. Zinc deficiency induces vascular pro-inflammatory parameters associated with NF-kappaB and PPAR signaling. J Am Coll Nutr. 2008 Oct;27(5):577-87. doi: 10.1080/07315724.2008.10719741. PMID: 18845708.

(120) Balkan J, Oztezcan S, Hatipoglu A, Cevikbas U, Aykac-Toker G, Uysal M. Effect of a taurine treatment on the regression of existing atherosclerotic lesions in rabbits fed on a high-cholesterol diet. Biosci Biotechnol Biochem. 2004 May;68(5):1035-9. doi: 10.1271/bbb.68.1035. PMID: 15170106.

(121) Kondo Y, Toda Y, Kitajima H, Oda H, Nagate T, Kameo K, Murakami S. Taurine inhibits development of atherosclerotic lesions in apolipoprotein E-deficient mice. Clin Exp Pharmacol Physiol. 2001 Oct;28(10):809-15. doi: 10.1046/j.1440-1681.2001.03527.x. PMID: 11553020.
(122) Matsushima Y, Sekine T, Kondo Y, Sakurai T, Kameo K, Tachibana M, Murakami S. Effects of taurine on serum cholesterol levels and development of atherosclerosis in spontaneously hyperlipidaemic mice. Clin Exp Pharmacol Physiol. 2003 Apr;30(4):295-9. doi: 10.1046/j.1440-1681.2003.03828.x. PMID: 12680850.

(123) Kondo Y, Murakami S, Oda H, Nagate T. Taurine reduces atherosclerotic lesion development in apolipoprotein E-deficient mice. Adv Exp Med Biol. 2000;483:193-202. doi: 10.1007/0-306-46838-7_21. PMID: 11787598.

(124) Zulli A, Lau E, Wijaya BP, Jin X, Sutarga K, Schwartz GD, Learmont J, Wookey PJ, Zinellu A, Carru C, Hare DL. High dietary taurine reduces apoptosis and atherosclerosis in the left main coronary artery: association with reduced CCAAT/enhancer binding protein homologous protein and total plasma homocysteine but not lipidemia. Hypertension. 2009 Jun;53(6):1017-22. doi: 10.1161/HYPERTENSIONAHA.109.129924. Epub 2009 Apr 27. PMID: 19398656.

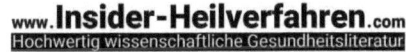

(125) Singh P, Gollapalli K, Mangiola S, Schranner D, Yusuf MA, Chamoli M, Shi SL, Lopes Bastos B, Nair T, Riermeier A, Vayndorf EM, Wu JZ, Nilakhe A, Nguyen CQ, Muir M, Kiflezghi MG, Foulger A, Junker A, Devine J, Sharan K, Chinta SJ, Rajput S, Rane A, Baumert P, Sch nfelder M, Iavarone F, di Lorenzo G, Kumari S, Gupta A, Sarkar R, Khyriem C, Chawla AS, Sharma A, Sarper N, Chattopadhyay N, Biswal BK, Settembre C, Nagarajan P, Targoff KL, Picard M, Gupta S, Velagapudi V, Papenfuss AT, Kaya A, Ferreira MG, Kennedy BK, Andersen JK, Lithgow GJ, Ali AM, Mukhopadhyay A, Palotie A, Kastenm ller G, Kaeberlein M, Wackerhage H, Pal B, Yadav VK. Taurine deficiency as a driver of aging. Science. 2023 Jun 9;380(6649):eabn9257. doi: 10.1126/science.abn9257. Epub 2023 Jun 9. PMID: 37289866; PMCID: PMC10630957.

(126) Miller RA, Harrison DE, Astle CM, Bogue MA, Brind J, Fernandez E, Flurkey K, Javors M, Ladiges W, Leeuwenburgh C, Macchiarini F, Nelson J, Ryazanov AG, Snyder J, Stearns TM, Vaughan DE, Strong R. Glycine supplementation extends lifespan of male and female mice. Aging Cell. 2019 Jun;18(3):e12953. doi: 10.1111/acel.12953. Epub 2019 Mar 27. PMID: 30916479; PMCID: PMC6516426.

(127) Ding Y, Svingen GF, Pedersen ER, Gregory JF, Ueland PM, Tell GS, Nyg rd OK. Plasma Glycine and Risk of Acute Myocardial Infarction in Patients With Suspected Stable Angina Pectoris. J Am Heart Assoc. 2015 Dec 31;5(1):e002621. doi: 10.1161/JAHA.115.002621. PMID: 26722126; PMCID: PMC4859380.

(128) Rom O, Liu Y, Finney AC, Ghrayeb A, Zhao Y, Shukha Y, Wang L, Rajanayake KK, Das S, Rashdan NA, Weissman N, Delgadillo L, Wen B, Garcia-Barrio MT, Aviram M, Kevil CG, Yurdagul A Jr, Pattillo CB, Zhang J, Sun D, Hayek T, Gottlieb E, Mor I, Chen YE. Induction of glutathione biosynthesis by glycine-based treatment mitigates atherosclerosis. Redox Biol. 2022 Jun;52:102313. doi: 10.1016/j.redox.2022.102313. Epub 2022 Apr 13. PMID: 35447412; PMCID: PMC9044008.

(129) Fang X, Liu L, Zhou S, Zhu M, Wang B. N-acetylcysteine inhibits atherosclerosis by correcting glutathione-dependent methylglyoxal elimination and dicarbonyl/oxidative stress in the aorta of diabetic mice. Mol Med Rep. 2021 Mar;23(3):201. doi: 10.3892/mmr.2021.11840. Epub 2021 Jan 26. PMID: 33495825; PMCID: PMC7821347.

(130) Tanaka T, Kishi S, Ninomiya K, Tomii D, Koseki K, Sato Y, Okuno T, Sato K, Koike H, Yahagi K, Komiyama K, Aoki J, Tanabe K. Impact of abdominal fat distribution, visceral fat, and subcutaneous fat on coronary plaque scores assessed by 320-row computed tomography coronary angiography. Atherosclerosis. 2019 Aug;287:155-161. doi: 10.1016/j.atherosclerosis.2019.06.910. Epub 2019 Jun 24. PMID: 31295672.

(131) Breslavsky A, Frand J, Matas Z, Boaz M, Barnea Z, Shargorodsky M. Effect of high doses of vitamin D on arterial properties, adiponectin, leptin and glucose homeostasis in type 2 diabetic patients. Clin Nutr. 2013 Dec;32(6):970-5. doi: 10.1016/j.clnu.2013.01.020. Epub 2013 Feb 27. PMID: 23561637.

(132) Sebastian A, Frassetto LA, Sellmeyer DE, Morris RC Jr. The evolution-informed optimal dietary potassium intake of human beings greatly exceeds current and recommended intakes. Semin Nephrol. 2006 Nov;26(6):447-53. doi: 10.1016/j.semnephrol.2006.10.003. PMID: 17275582.

(133) O'Donnell M, Yusuf S, Vogt L, Mente A, Messerli FH. Potassium intake: the Cinderella electrolyte. Eur Heart J. 2023 Dec 14;44(47):4925-4934. doi: 10.1093/eurheartj/ehad628. PMID: 37936275.

(134) Burnier M. Should we eat more potassium to better control blood pressure in hypertension? Nephrol Dial Transplant. 2019 Feb 1;34(2):184-193. doi: 10.1093/ndt/gfx340. PMID: 29301002.

(135) Pietrocola F, Malik SA, Mari o G, Vacchelli E, Senovilla L, Chaba K, Niso-Santano M, Maiuri MC, Madeo F, Kroemer G. Coffee induces autophagy in vivo. Cell Cycle. 2014;13(12):1987-94. doi: 10.4161/cc.28929. Epub 2014 Apr 25. PMID: 24769862; PMCID: PMC4111762.

(136) Papamichael CM, Aznaouridis KA, Karatzis EN, Karatzi KN, Stamatelopoulos KS, Vamvakou G, Lekakis JP, Mavrikakis ME. Effect of coffee on endothelial function in healthy subjects: the role of caffeine. Clin Sci (Lond). 2005 Jul;109(1):55-60. doi: 10.1042/CS20040358. PMID: 15799717.

(137) Addicott MA, Yang LL, Peiffer AM, Burnett LR, Burdette JH, Chen MY, Hayasaka S, Kraft RA, Maldjian JA, Laurienti PJ. The effect of daily caffeine use on cerebral blood flow: How much caffeine can we tolerate? Hum Brain Mapp. 2009 Oct;30(10):3102-14. doi: 10.1002/hbm.20732. PMID: 19219847; PMCID: PMC2748160.

(138) Bauersachs R, Kuhl H, Lindhoff-Last E, Ehrly AM. Thromboserisiko bei oralen Kontrazeptiva: Stellenwert eines Thrombophilie-Screenings [Risk of thrombosis with oral contraceptives: value of a thrombophilia screening test]. Vasa. 1996;25(3):209-20. German. PMID: 8967151.

(139) Holden RM, H tu MF, Li TY, Ward E, Couture LE, Herr JE, Christilaw E, Adams MA, Johri AM. The Heart and Kidney: Abnormal Phosphate Homeostasis Is Associated With Atherosclerosis. J Endocr Soc. 2018 Nov 28;3(1):159-170. doi: 10.1210/js.2018-00311. PMID: 30620003; PMCID: PMC6316987.

(140) Holden RM, H tu MF, Li TY, Ward E, Couture LE, Herr JE, Christilaw E, Adams MA, Johri AM. The Heart and Kidney: Abnormal Phosphate Homeostasis Is Associated With Atherosclerosis. J Endocr Soc. 2018 Nov 28;3(1):159-170. doi: 10.1210/js.2018-00311. PMID: 30620003; PMCID: PMC6316987.

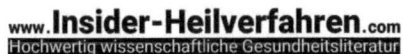

(141) Sun Y, Byon CH, Yang Y, Bradley WE, Dell'Italia LJ, Sanders PW, Agarwal A, Wu H, Chen Y. Dietary potassium regulates vascular calcification and arterial stiffness. JCI Insight. 2017 Oct 5;2(19):e94920. doi: 10.1172/jci.insight.94920. PMID: 28978809; PMCID: PMC5841863.

(142) Keogh JB, Grieger JA, Noakes M, Clifton PM. Flow-mediated dilatation is impaired by a high-saturated fat diet but not by a high-carbohydrate diet. Arterioscler Thromb Vasc Biol. 2005 Jun;25(6):1274-9. doi: 10.1161/01.ATV.0000163185.28245.a1. Epub 2005 Mar 17. PMID: 15774905.

(143) Hao H, Ma X, Chen H, Zhu L, Xu Z, Li Q, Xu C, Zhang Y, Peng Z, Wang M. The cyclic adenosine monophosphate elevating medicine, forskolin, reduces neointimal formation and atherogenesis in mice. J Cell Mol Med. 2020 Sep;24(17):9638-9645. doi: 10.1111/jcmm.15476. Epub 2020 Aug 18. PMID: 32810369; PMCID: PMC7520276.

(144) Wysham DG, Brotherton AF, Heistad DD. Effects of forskolin on cerebral blood flow: implications for a role of adenylate cyclase. Stroke. 1986 Nov-Dec;17(6):1299-303. doi: 10.1161/01.str.17.6.1299. PMID: 3810733.

(145) Hisajima H, Hama T, Kurahashi K, Usui H, Fujiwara M. Vasodilation produced by forskolin compared with that produced by adenosine in rabbit coronary artery. J Cardiovasc Pharmacol. 1986 Nov-Dec;8(6):1262-7. doi: 10.1097/00005344-198611000-00025. PMID: 2434756.

(146) Li J, Zhong Z, Yuan J, Chen X, Huang Z, Wu Z. Resveratrol improves endothelial dysfunction and attenuates atherogenesis in apolipoprotein E-deficient mice. J Nutr Biochem. 2019 May;67:63-71. doi: 10.1016/j.jnutbio.2019.01.022. Epub 2019 Feb 10. PMID: 30856465.

(147) Lixia G, Haiyun Z, Xia Z. The clinical effects of resveratrol on atherosclerosis treatment and its effect on the expression of NADPH oxidase complex genes in vascular smooth muscle cell line. Cell Mol Biol (Noisy-le-grand). 2021 Nov 25;67(3):148-152. doi: 10.14715/cmb/2021.67.3.22. PMID: 34933718.

(148) Aviram M, Rosenblat M, Gaitini D, Nitecki S, Hoffman A, Dornfeld L, Volkova N, Presser D, Attias J, Liker H, Hayek T. Pomegranate juice consumption for 3 years by patients with carotid artery stenosis reduces common carotid intima-media thickness, blood pressure and LDL oxidation. Clin Nutr. 2004 Jun;23(3):423-33. doi: 10.1016/j.clnu.2003.10.002. Erratum in: Clin Nutr. 2008 Aug;27(4):671. PMID: 15158307.

(149) Aviram M, Rosenblat M. Pomegranate Protection against Cardiovascular Diseases. Evid Based Complement Alternat Med. 2012;2012:382763. doi: 10.1155/2012/382763. Epub 2012 Nov 18. PMID: 23243442; PMCID: PMC3514854.

(150) Kaplan M, Hayek T, Raz A, Coleman R, Dornfeld L, Vaya J, Aviram M. Pomegranate juice supplementation to atherosclerotic mice reduces macrophage lipid peroxidation, cellular cholesterol accumulation and development of atherosclerosis. J Nutr. 2001 Aug;131(8):2082-9. doi: 10.1093/jn/131.8.2082. PMID: 11481398.

(151) Ian Edwards (Universit t Leeds) et al.: Journal of Neuroscience, Bd. 27, S. 8324 ddp/wissenschaft.de ? Ilka Lehnen-Beyel https://www.wissenschaft.de/erde-umwelt/warum-ein-verspannter-nacken-den-blutdruck-erhoeht/

(152) Chen Y, Su J, Yan Y, Zhao Q, Ma J, Zhu M, He X, Zhang B, Xu H, Yang X, Duan Y, Han J. Intermittent Fasting Inhibits High-Fat Diet-Induced Atherosclerosis by Ameliorating Hypercholesterolemia and Reducing Monocyte Chemoattraction. Front Pharmacol. 2021 Sep 30;12:719750. doi: 10.3389/fphar.2021.719750. PMID: 34658858; PMCID: PMC8517704.

(153) Mindikoglu AL, Park J, Opekun AR, Abdulsada MM, Wilhelm ZR, Jalal PK, Devaraj S, Jung SY. Dawn-to-dusk dry fasting induces anti-atherosclerotic, anti-inflammatory, and anti-tumorigenic proteome in peripheral blood mononuclear cells in subjects with metabolic syndrome. Metabol Open. 2022 Nov 1;16:100214. doi: 10.1016/j.metop.2022.100214. PMID: 36506940; PMCID: PMC9731888.

(154) Sutton EF, Beyl R, Early KS, Cefalu WT, Ravussin E, Peterson CM. Early Time-Restricted Feeding Improves Insulin Sensitivity, Blood Pressure, and Oxidative Stress Even without Weight Loss in Men with Prediabetes. Cell Metab. 2018 Jun 5;27(6):1212-1221.e3. doi: 10.1016/j.cmet.2018.04.010. Epub 2018 May 10. PMID: 29754952; PMCID: PMC5990470.

(155) Nematy M, Alinezhad-Namaghi M, Rashed MM, Mozhdehifard M, Sajjadi SS, Akhlaghi S, Sabery M, Mohajeri SA, Shalaey N, Moohebati M, Norouzy A. Effects of Ramadan fasting on cardiovascular risk factors: a prospective observational study. Nutr J. 2012 Sep 10;11:69. doi: 10.1186/1475-2891-11-69. PMID: 22963582; PMCID: PMC3487759.

(156) Koch CA, Kjeldsen EW, Frikke-Schmidt R. Vegetarian or vegan diets and blood lipids: a meta-analysis of randomized trials. Eur Heart J. 2023 Jul 21;44(28):2609-2622. doi: 10.1093/eurheartj/ehad211. PMID: 37226630; PMCID: PMC10361023.

(157) Babalola F, Adesuyi A, David F, Kolajo BA, Urhi A, Akinade O, Adedoyin AM, Alugba G, Arisoyin AE, Okereke OP, Unedu OR, Aladejare AO, Oboasekhi AA, Anugwom GO. A Comprehensive Review on the Effects of Vegetarian Diets on Coronary Heart Disease. Cureus. 2022 Oct 2;14(10):e29843. doi: 10.7759/cureus.29843. PMID: 36337779; PMCID: PMC9626375.

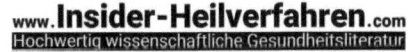

(158) Choi Y, Larson N, Steffen LM, Schreiner PJ, Gallaher DD, Duprez DA, Shikany JM, Rana JS, Jacobs DR Jr. Plant-Centered Diet and Risk of Incident Cardiovascular Disease During Young to Middle Adulthood. J Am Heart Assoc. 2021 Aug 17;10(16):e020718. doi: 10.1161/JAHA.120.020718. Epub 2021 Aug 4. PMID: 34344159; PMCID: PMC8475033.

(159) Malik VS, Li Y, Tobias DK, Pan A, Hu FB. Dietary Protein Intake and Risk of Type 2 Diabetes in US Men and Women. Am J Epidemiol. 2016 Apr 15;183(8):715-28. doi: 10.1093/aje/kwv268. Epub 2016 Mar 28. PMID: 27022032; PMCID: PMC4832052.

(160) Barnard ND, Cohen J, Jenkins DJ, Turner-McGrievy G, Gloede L, Green A, Ferdowsian H. A low-fat vegan diet and a conventional diabetes diet in the treatment of type 2 diabetes: a randomized, controlled, 74-wk clinical trial. Am J Clin Nutr. 2009 May;89(5):1588S-1596S. doi: 10.3945/ajcn.2009.26736H. Epub 2009 Apr 1. PMID: 19339401; PMCID: PMC2677007.

(161) Herpich C, M ller-Werdan U, Norman K. Role of plant-based diets in promoting health and longevity. Maturitas. 2022 Nov;165:47-51. doi: 10.1016/j.maturitas.2022.07.003. Epub 2022 Jul 22. PMID: 35914402.

(162) Ahmad SR. Plant-based diet for obesity treatment. Front Nutr. 2022 Sep 8;9:952553. doi: 10.3389/fnut.2022.952553. PMID: 36159462; PMCID: PMC9493195.

(163) Li Y, Berenji GR, Shaba WF, Tafti B, Yevdayev E, Dadparvar S. Association of vascular fluoride uptake with vascular calcification and coronary artery disease. Nucl Med Commun. 2012 Jan;33(1):14-20. doi: 10.1097/MNM.0b013e32834c187e. PMID: 21946616.

(164) Liu H, Gao Y, Sun L, Li M, Li B, Sun D. Assessment of relationship on excess fluoride intake from drinking water and carotid atherosclerosis development in adults in fluoride endemic areas, China. Int J Hyg Environ Health. 2014 Mar;217(2-3):413-20. doi: 10.1016/j.ijheh.2013.08.001. Epub 2013 Aug 14. PMID: 24012047.

(165) Fujiwara N, Whitford GM, Bartlett JD, Suzuki M. Curcumin unterdr ckt das Zellwachstum und schw cht die Fluorid-vermittelte Caspase-3-Aktivierung in Ameloblasten-hnlichen LS8-Zellen ab. Umweltverschmutzung (Barking, Essex: 1987). 2021 Jan;273:116495. DOI: 10.1016/j.envpol.2021.116495. PMID: 33486250; PMCID: PMC8272738.

(166) Sharma C, Suhalka P, Sukhwal P, Jaiswal N, Bhatnagar M. Curcumin attenuates neurotoxicity induced by fluoride: An in vivo evidence. Pharmacognosy Magazine [Internet]. 2014;10(37):61-65. https://www.ncbi.nlm.nih.gov/pubmed/24696547

(167) Shin SK, Ha TY, McGregor RA, Choi MS. Long-term curcumin administration protects against atherosclerosis via hepatic regulation of lipoprotein cholesterol metabolism. Mol Nutr Food Res. 2011 Dec;55(12):1829-40. doi: 10.1002/mnfr.201100440. Epub 2011 Nov 7. PMID: 22058071.

So schützen Sie sich vor Herzinfarkt,
Schlaganfall und Thrombose

(168) Singh RB, Shinde SN, Chopra RK, Niaz MA, Thakur AS, Onouchi Z. Effect of coenzyme Q10 on experimental atherosclerosis and chemical composition and quality of atheroma in rabbits. Atherosclerosis. 2000 Feb;148(2):275-82. doi: 10.1016/s0021-9150(99)00273-7. PMID: 10657562.

(169) Singh RB, Neki NS, Kartikey K, Pella D, Kumar A, Niaz MA, Thakur AS. Effect of coenzyme Q10 on risk of atherosclerosis in patients with recent myocardial infarction. Mol Cell Biochem. 2003 Apr;246(1-2):75-82. PMID: 12841346.

(170) Hadipour E, Emami SA, Tayarani-Najaran N, Tayarani-Najaran Z. Effects of sesame (Sesamum indicum L.) and bioactive compounds (sesamin and sesamolin) on inflammation and atherosclerosis: A review. Food Sci Nutr. 2023 May 22;11(7):3729-3757. doi: 10.1002/fsn3.3407. PMID: 37457142; PMCID: PMC10345702.

(171) Selvarajan K, Narasimhulu CA, Bapputty R, Parthasarathy S. Anti-inflammatory and antioxidant activities of the nonlipid (aqueous) components of sesame oil: potential use in atherosclerosis. J Med Food. 2015 Apr;18(4):393-402. doi: 10.1089/jmf.2014.0139. Epub 2015 Feb 18. PMID: 25692333; PMCID: PMC4390211.

(172) Narasimhulu CA, Selvarajan K, Litvinov D, Parthasarathy S. Anti-atherosclerotic and anti-inflammatory actions of sesame oil. J Med Food. 2015 Jan;18(1):11-20. doi: 10.1089/jmf.2014.0138. PMID: 25562618; PMCID: PMC4281857.

(173) Aguilar EC, Leonel AJ, Teixeira LG, Silva AR, Silva JF, Pelaez JM, Capettini LS, Lemos VS, Santos RA, Alvarez-Leite JI. Butyrate impairs atherogenesis by reducing plaque inflammation and vulnerability and decreasing NF?B activation. Nutr Metab Cardiovasc Dis. 2014 Jun;24(6):606-13. doi: 10.1016/j.numecd.2014.01.002. Epub 2014 Jan 25. PMID: 24602606.

(174) Nie L, Wise ML, Peterson DM, Meydani M. Avenanthramide, a polyphenol from oats, inhibits vascular smooth muscle cell proliferation and enhances nitric oxide production. Atherosclerosis. 2006 Jun;186(2):260-6. doi: 10.1016/j.atherosclerosis.2005.07.027. Epub 2005 Sep 1. PMID: 16139284.

(175) Thomas M, Kim S, Guo W, Collins FW, Wise ML, Meydani M. High Levels of Avenanthramides in Oat-Based Diet Further Suppress High Fat Diet-Induced Atherosclerosis in Ldlr-/- Mice. J Agric Food Chem. 2018 Jan 17;66(2):498-504. doi: 10.1021/acs.jafc.7b04860. Epub 2018 Jan 3. PMID: 29298067.

(176) Andersson KE, Svedberg KA, Lindholm MW, Oste R, Hellstrand P. Oats (Avena sativa) reduce atherogenesis in LDL-receptor-deficient mice. Atherosclerosis. 2010 Sep;212(1):93-9. doi: 10.1016/j.atherosclerosis.2010.05.001. Epub 2010 May 11. PMID: 20553794.

(177) Lee HS, Yun SJ, Ha JM, Jin SY, Ha HK, Song SH, Kim CD, Bae SS. Prostaglandin D2 stimulates phenotypic changes in vascular smooth muscle cells. Exp Mol Med. 2019 Nov 18;51(11):1-10. doi: 10.1038/s12276-019-0330-3. PMID: 31735914; PMCID: PMC6859158.

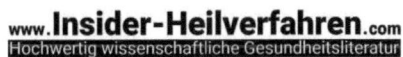

(178) Inoue T, Eguchi Y, Matsumoto T, Kijima Y, Kato Y, Ozaki Y, Waseda K, Oda H, Seiki K, Node K, Urade Y. Lipocalin-type prostaglandin D synthase is a powerful biomarker for severity of stable coronary artery disease. Atherosclerosis. 2008 Dec;201(2):385-91. doi: 10.1016/j.atherosclerosis.2008.03.010. Epub 2008 Mar 16. PMID: 18436228.

(179) Garza LA, Liu Y, Yang Z, Alagesan B, Lawson JA, Norberg SM, Loy DE, Zhao T, Blatt HB, Stanton DC, Carrasco L, Ahluwalia G, Fischer SM, FitzGerald GA, Cotsarelis G. Prostaglandin D2 inhibits hair growth and is elevated in bald scalp of men with androgenetic alopecia. Sci Transl Med. 2012 Mar 21;4(126):126ra34. doi: 10.1126/scitranslmed.3003122. PMID: 22440736; PMCID: PMC3319975.

(180) Pechlivanis S, Heilmann-Heimbach S, Erbel R, Mahabadi AA, Hochfeld LM, Jöckel KH, Nöthen MM, Moebus S. Male-pattern baldness and incident coronary heart disease and risk factors in the Heinz Nixdorf Recall Study. PLoS One. 2019 Nov 19;14(11):e0225521. doi: 10.1371/journal.pone.0225521. PMID: 31743359; PMCID: PMC6863534.

(181) Fong P, Tong HH, Ng KH, Lao CK, Chong CI, Chao CM. In silico prediction of prostaglandin D2 synthase inhibitors from herbal constituents for the treatment of hair loss. J Ethnopharmacol. 2015 Dec 4;175:470-80. doi: 10.1016/j.jep.2015.10.005. Epub 2015 Oct 9. PMID: 26456343.

(182) Lei Y, Grover A, Sinha A, Vyavahare N. Efficacy of reversal of aortic calcification by chelating agents. Calcif Tissue Int. 2013 Nov;93(5):426-35. doi: 10.1007/s00223-013-9780-0. PMID: 23963635; PMCID: PMC3809012.

(183) Yamamoto J, Yamada K, Naemura A, Yamashita T, Arai R. Testing various herbs for antithrombotic effect. Nutrition. 2005 May;21(5):580-7. doi: 10.1016/j.nut.2004.09.016. PMID: 15850964.

(184) Zhang J, Chen T, Li K, Xu H, Liang R, Wang W, Li H, Shao A, Yang B. Screening active ingredients of rosemary based on spectrum-effect relationships between UPLC fingerprint and vasorelaxant activity using three chemometrics. J Chromatogr B Analyt Technol Biomed Life Sci. 2019 Dec 15;1134-1135:121854. doi: 10.1016/j.jchromb.2019.121854. Epub 2019 Nov 12. PMID: 31785534.

(185) Naemura A, Ura M, Yamashita T, Arai R, Yamamoto J. Long-term intake of rosemary and common thyme herbs inhibits experimental thrombosis without prolongation of bleeding time. Thromb Res. 2008;122(4):517-22. doi: 10.1016/j.thromres.2008.01.014. Epub 2008 Apr 18. PMID: 18378282.

(186) Sinkovic A, Suran D, Lokar L, Fliser E, Skerget M, Novak Z, Knez Z. Rosemary extracts improve flow-mediated dilatation of the brachial artery and plasma PAI-1 activity in healthy young volunteers. Phytother Res. 2011 Mar;25(3):402-7. doi: 10.1002/ptr.3276. Epub 2010 Aug 23. PMID: 20734322.

(187) Murata K, Noguchi K, Kondo M, Onishi M, Watanabe N, Okamura K, Matsuda H. Promotion of hair growth by Rosmarinus officinalis leaf extract. Phytother Res. 2013 Feb;27(2):212-7. doi: 10.1002/ptr.4712. Epub 2012 Apr 20. PMID: 22517595.

(188) Xu T, Wang X, Zhong B, Nurieva RI, Ding S, Dong C. Ursolic acid suppresses interleukin-17 (IL-17) production by selectively antagonizing the function of RORgamma t protein. J Biol Chem. 2011 Jul 1;286(26):22707-10. doi: 10.1074/jbc.C111.250407. Epub 2011 May 12. PMID: 21566134; PMCID: PMC3123037.

(189) Rongioletti F, Mugheddu C, Murgia S. Repigmentation and new growth of hairs after anti-interleukin-17 therapy with secukinumab for psoriasis. JAAD Case Rep. 2018 May 7;4(5):486-488. doi: 10.1016/j.jdcr.2018.01.006. PMID: 29984292; PMCID: PMC6031562.

(190) Fakhar H, Hashemi Tayer A. Effect of the Garlic Pill in comparison with Plavix on Platelet Aggregation and Bleeding Time. Iran J Ped Hematol Oncol. 2012;2(4):146-52. Epub 2012 Sep 22. PMID: 24575255; PMCID: PMC3915434.

(191) Zhao J, Wang Z, Yuan Z, Lv S, Su Q. Baicalin ameliorates atherosclerosis by inhibiting NLRP3 inflammasome in apolipoprotein E-deficient mice. Diab Vasc Dis Res. 2020 Nov-Dec;17(6):1479164120977441. doi: 10.1177/1479164120977441. PMID: 33269624; PMCID: PMC7919226.

(192) Wu Y, Wang F, Fan L, Zhang W, Wang T, Du Y, Bai X. Baicalin alleviates atherosclerosis by relieving oxidative stress and inflammatory responses via inactivating the NF-κB and p38 MAPK signaling pathways. Biomed Pharmacother. 2018 Jan;97:1673-1679. doi: 10.1016/j.biopha.2017.12.024. Epub 2017 Dec 8. PMID: 29793330.

(193) Ried K, Travica N, Sali A. The effect of aged garlic extract on blood pressure and other cardiovascular risk factors in uncontrolled hypertensives: the AGE at Heart trial. Integr Blood Press Control. 2016 Jan 27;9:9-21. doi: 10.2147/IBPC.S93335. PMID: 26869811; PMCID: PMC4734812.

(194) Macan H, Uykimpang R, Alconcel M, Takasu J, Razon R, Amagase H, Niihara Y. Aged garlic extract may be safe for patients on warfarin therapy. J Nutr. 2006 Mar;136(3 Suppl):793S-795S. doi: 10.1093/jn/136.3.793S. PMID: 16484565.

(195) Ali M, Thomson M. Consumption of a garlic clove a day could be beneficial in preventing thrombosis. Prostaglandins Leukot Essent Fatty Acids. 1995 Sep;53(3):211-2. doi: 10.1016/0952-3278(95)90118-3. PMID: 7480084.

(196) Lawn A, Sains P. Comment on: Not just a vampire repellent: the adverse effects of garlic supplements in surgery. Ann R Coll Surg Engl. 2012 Sep;94(6):451. doi: 10.1308/003588412X13373405385098. PMID: 22943356; PMCID: PMC3954349.

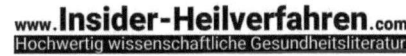

(197) MAYER GA. BLOOD VISCOSITY IN HEALTHY SUBJECTS AND PATIENTS WITH CORONARY HEART DISEASE. Can Med Assoc J. 1964 Oct 31;91(18):951-4. PMID: 14217258; PMCID: PMC1927778.

(198) Ren R, Liu J, Cheng G, Tan J. Vitamin K2 (Menaquinone-7) supplementation does not affect vitamin K-dependent coagulation factors activity in healthy individuals. Medicine (Baltimore). 2021 Jun 11;100(23):e26221. doi: 10.1097/MD.0000000000026221. PMID: 34115006; PMCID: PMC8202544.

(199) Shahinfar H, Amini MR, Payandeh N, Torabynasab K, Pourreza S, Jazayeri S. Dose-dependent effect of vinegar on blood pressure: A GRADE-assessed systematic review and meta-analysis of randomized controlled trials. Complement Ther Med. 2022 Dec;71:102887. doi: 10.1016/j.ctim.2022.102887. Epub 2022 Sep 21. PMID: 36152934.

(200) Tawa M, Nakagawa K, Ohkita M. Effects of beetroot juice supplementation on vascular functional and structural changes in aged mice. Physiol Rep. 2023 Jun;11(12):e15755. doi: 10.14814/phy2.15755. PMID: 37340325; PMCID: PMC10281958.

(201) Rahimi P , Mesbah-Namin SA , Ostadrahimi A , Abedimanesh S , Separham A , Asghary Jafarabadi M . Effects of betalains on atherogenic risk factors in patients with atherosclerotic cardiovascular disease. Food Funct. 2019 Dec 11;10(12):8286-8297. doi: 10.1039/c9fo02020a. PMID: 31723956.

(202) Joris PJ, Mensink RP. Beetroot juice improves in overweight and slightly obese men postprandial endothelial function after consumption of a mixed meal. Atherosclerosis. 2013 Nov;231(1):78-83. doi: 10.1016/j.atherosclerosis.2013.09.001. Epub 2013 Sep 11. PMID: 24125415.

(203) Henrohn D, Björkstrand K, Lundberg JO, Granstam SO, Baron T, Ingimarsdóttir IJ, Hedenström H, Malinovschi A, Wernroth ML, Jansson M, Hedeland M, Wikström G. Effects of Oral Supplementation With Nitrate-Rich Beetroot Juice in Patients With Pulmonary Arterial Hypertension-Results From BEET-PAH, an Exploratory Randomized, Double-Blind, Placebo-Controlled, Crossover Study. J Card Fail. 2018 Oct;24(10):640-653. doi: 10.1016/j.cardfail.2018.09.010. Epub 2018 Sep 20. PMID: 30244181.

(204) Wu H, Zhang Q, Xu P, Chen J, Duan L, Xu F, Zhang F. Nattokinase Promotes Post-stroke Neurogenesis and Cognition Recovery via Increasing Circulating Irisin. J Agric Food Chem. 2023 Aug 2;71(30):11418-11428. doi: 10.1021/acs.jafc.2c08718. Epub 2023 Jul 19. PMID: 37466380.

(205) Chen H, Chen J, Zhang F, Li Y, Wang R, Zheng Q, Zhang X, Zeng J, Xu F, Lin Y. Effective management of atherosclerosis progress and hyperlipidemia with nattokinase: A clinical study with 1,062 participants. Front Cardiovasc Med. 2022 Aug 22;9:964977. doi: 10.3389/fcvm.2022.964977. Erratum in: Front Cardiovasc Med. 2022 Dec 05;9:1076420. PMID: 36072877; PMCID: PMC9441630.

(206) Silva H. Current Knowledge on the Vascular Effects of Menthol. Front Physiol. 2020 Apr 7;11:298. doi: 10.3389/fphys.2020.00298. Erratum in: Front Physiol. 2020 Oct 20;11:602231. PMID: 32317987; PMCID: PMC7154148.

(207) Silva H. Current Knowledge on the Vascular Effects of Menthol. Front Physiol. 2020 Apr 7;11:298. doi: 10.3389/fphys.2020.00298. Erratum in: Front Physiol. 2020 Oct 20;11:602231. PMID: 32317987; PMCID: PMC7154148.

(208) Sun HL, Jiao JD, Pan ZW, Dong DL, Yang BF. [The cardioprotective effect and mechanism of lumbrokinase]. Yao Xue Xue Bao. 2006 Mar;41(3):247-51. Chinese. PMID: 16758997.

(209) Wang YH, Chen KM, Chiu PS, Lai SC, Su HH, Jan MS, Lin CW, Lu DY, Fu YT, Liao JM, Chang JT, Huang SS. Lumbrokinase attenuates myocardial ischemia-reperfusion injury by inhibiting TLR4 signaling. J Mol Cell Cardiol. 2016 Oct;99:113-122. doi: 10.1016/j.yjmcc.2016.08.004. Epub 2016 Aug 5. PMID: 27503317.

(210) Wang YH, Liao JM, Chen KM, Su HH, Liu PH, Chen YH, Tsuei YS, Tsai CF, Huang SS. Lumbrokinase regulates endoplasmic reticulum stress to improve neurological deficits in ischemic stroke. Neuropharmacology. 2022 Dec 15;221:109277. doi: 10.1016/j.neuropharm.2022.109277. Epub 2022 Oct 9. PMID: 36223864.

(211) Lanter BB, Davies DG. Propionibacterium acnes Recovered from Atherosclerotic Human Carotid Arteries Undergoes Biofilm Dispersion and Releases Lipolytic and Proteolytic Enzymes in Response to Norepinephrine Challenge In Vitro. Infect Immun. 2015 Oct;83(10):3960-71. doi: 10.1128/IAI.00510-15. Epub 2015 Jul 27. PMID: 26216428; PMCID: PMC4567629.

(212) Alison C. MacKinnon, Xiaojun Liu, Patrick WF Hadoke, Mark R. Miller, David E. Newby, Tariq Sethi, Inhibition of galectin-3 Reduces Atherosclerosis in Apolipoprotein E-deficient Mices, Glycobiology , Band 23, Ausgabe 6, Juni 2013, Seiten 654– 663, https://doi.org/10.1093/glycob/cwt006

(213) Abu-Elsaad NM, Elkashef WF. Modified citrus pectin stops progression of liver fibrosis by inhibiting galectin-3 and inducing apoptosis of stellate cells. Can J Physiol Pharmacol. 2016 May;94(5):554-62. doi: 10.1139/cjpp-2015-0284. Epub 2015 Dec 16. PMID: 27010252.

(214) Zhao ZY, Liang L, Fan X, Yu Z, Hotchkiss AT, Wilk BJ, Eliaz I. The role of modified citrus pectin as an effective chelator of lead in children hospitalized with toxic lead levels. Altern Ther Health Med. 2008 Jul-Aug;14(4):34-8. Erratum in: Altern Ther Health Med. 2008 Nov-Dec;14(6):18. PMID: 18616067.

(215) Eliaz I, Hotchkiss AT, Fishman ML, Rode D. The effect of modified citrus pectin on urinary excretion of toxic elements. Phytother Res. 2006 Oct;20(10):859-64. doi: 10.1002/ptr.1953. PMID: 16835878.

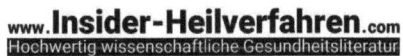

(216) Liu HY, Huang ZL, Yang GH, Lu WQ, Yu NR. Inhibitory effect of modified citrus pectin on liver metastases in a mouse colon cancer model. World J Gastroenterol. 2008 Dec 28;14(48):7386-91. doi: 10.3748/wjg.14.7386. PMID: 19109874; PMCID: PMC2778124.
(217) Nair SR, C SD. Serratiopeptidase: An integrated View of Multifaceted Therapeutic Enzyme. Biomolecules. 2022 Oct 13;12(10):1468. doi: 10.3390/biom12101468. PMID: 36291677; PMCID: PMC9599151.

(218) Lu LM, Yu TT, He XW, Tang J, Li XW. [Effect of small dose capsaicin for treatment of pulmonary fibrosis in mice and its mechanism]. Zhongguo Ying Yong Sheng Li Xue Za Zhi. 2020 May;36(3):216-222. Chinese. doi: 10.12047/j.cjap.5974.2020.048. PMID: 32981275.
(219) Choi JH, Jin SW, Choi CY, Kim HG, Lee GH, Kim YA, Chung YC, Jeong HG. Capsaicin Inhibits Dimethylnitrosamine-Induced Hepatic Fibrosis by Inhibiting the TGF-β1/Smad Pathway via Peroxisome Proliferator-Activated Receptor Gamma Activation. J Agric Food Chem. 2017 Jan 18;65(2):317-326. doi: 10.1021/acs.jafc.6b04805. Epub 2017 Jan 3. PMID: 27991776.

(220) Truong T, Jones KS. Capsaicin reduces PLGA-induced fibrosis by promoting M2 macrophages and suppressing overall inflammatory Response. J Biomed Mater Res A. 2018 Sep;106(9):2424-2432. doi: 10.1002/jbm.a.36436. Epub 2018 May 14. PMID: 29664171.

(221) Liu Z, Wang W, Li X, Tang S, Meng D, Xia W, Wang H, Wu Y, Zhou X, Zhang J. Capsaicin ameliorates renal fibrosis by inhibiting TGF-β1-Smad2/3 signaling. Phytomedicine. 2022 Jun;100:154067. doi: 10.1016/j.phymed.2022.154067. Epub 2022 Mar 21. PMID: 35349832.

(222) Patel R, Kumar S, Varghese JF, Singh N, Singh RP, Yadav UCS. Silymarin prevents endothelial dysfunction by upregulating Erk-5 in oxidized LDL exposed endothelial cells. Microvasc Res. 2024 Feb 1;153:104667. doi: 10.1016/j.mvr.2024.104667. Epub ahead of print. PMID: 38307406.

(223) Mata-Santos HA, Dutra FF, Rocha CC, Lino FG, Xavier FR, Chinalia LA, Hossy BH, Castelo-Branco MT, Teodoro AJ, Paiva CN, dos Santos Pyrrho A. Silymarin reduces profibrogenic cytokines and reverses hepatic fibrosis in chronic murine schistosomiasis. Antimicrob Agents Chemother. 2014;58(4):2076-83. doi: 10.1128/AAC.01936-13. Epub 2014 Jan 21. PMID: 24449779; PMCID: PMC4023717.

(224) Bai Y, Wang L, TingYang, Wang L, Ge W. Silymarin ameliorates peritoneal fibrosis by inhibiting the TGF-β/Smad signaling pathway. Naunyn Schmiedebergs Arch Pharmacol. 2023 Oct;396(10):2379-2391. doi: 10.1007/s00210-023-02450-4. Epub 2023 Apr 13. PMID: 37052642.

(225) Kargar S, Shiryazdi SM, Atashi SR, Neamatzadeh H, Kamali M. Urinary Iodine Concentrations in Cancer Patients. Asian Pac J Cancer Prev. 2017 Mar 1;18(3):819-821. doi: 10.22034/APJCP.2017.18.3.819. PMID: 28441792; PMCID: PMC5464505.

(226) Du Y, Zhou G, Gong B, Ma J, An N, Gao M, Yang M, Ma Q, Huang H, Zuo Q, Ba Y. Iodine Modifies the Susceptibility of Thyroid to Fluoride Exposure in School-age Children: a Cross-sectional Study in Yellow River Basin, Henan, China. Biol Trace Elem Res. 2021 Oct;199(10):3658-3666. doi: 10.1007/s12011-020-02519-8. Epub 2021 Jan 21. PMID: 33479887.

(227) Goodman CV, Hall M, Green R, Chevrier J, Ayotte P, Martinez-Mier EA, McGuckin T, Krzeczkowski J, Flora D, Hornung R, Lanphear B, Till C. Iodine Status Modifies the Association between Fluoride Exposure in Pregnancy and Preschool Boys' Intelligence. Nutrients. 2022 Jul 16;14(14):2920. doi: 10.3390/nu14142920. PMID: 35889877; PMCID: PMC9319869.

(228) Andrews NP, Prasad A, Quyyumi AA. N-acetylcysteine improves coronary and peripheral vascular function. J Am Coll Cardiol. 2001 Jan;37(1):117-23. doi: 10.1016/s0735-1097(00)01093-7. PMID: 11153725.

(229) Han WQ, Zhu DL, Wu LY, Chen QZ, Guo SJ, Gao PJ. N-acetylcysteine-induced vasodilation involves voltage-gated potassium channels in rat aorta. Life Sci. 2009 May 22;84(21-22):732-7. doi: 10.1016/j.lfs.2009.02.023. Epub 2009 Mar 4. PMID: 19268479.

(230) Burgess NA, Reynolds TM, Williams N, Pathy A, Smith S. Evaluation of four animal models of intrarenal calcium deposition and assessment of the influence of dietary supplementation with essential fatty acids on calcification. Urol Res. 1995;23(4):239-42. doi: 10.1007/BF00393305. PMID: 8533210.

(231) Wani MJ, Salman KA, Hashmi MA, Siddiqui S, Moin S. Rutin impedes human low-density lipoprotein from non-enzymatic glycation: A mechanistic insight against diabetes-related disorders. Int J Biol Macromol. 2023 May 31;238:124151. doi: 10.1016/j.ijbiomac.2023.124151. Epub 2023 Mar 22. PMID: 36963546.

(232) Ugusman A, Zakaria Z, Chua KH, Nordin NA, Abdullah Mahdy Z. Role of rutin on nitric oxide synthesis in human umbilical vein endothelial cells. ScientificWorldJournal. 2014;2014:169370. doi: 10.1155/2014/169370. Epub 2014 Jun 24. PMID: 25093198; PMCID: PMC4095739.

(233) Li B, Ji Y, Yi C, Wang X, Liu C, Wang C, Lu X, Xu X, Wang X. Rutin Inhibits Ox-LDL-Mediated Macrophage Inflammation and Foam Cell Formation by Inducing Autophagy and Modulating PI3K/ATK Signaling. Molecules. 2022 Jun 29;27(13):4201. doi: 10.3390/molecules27134201. PMID: 35807447; PMCID: PMC9268239.

(234) Li Y, Qin R, Yan H, Wang F, Huang S, Zhang Y, Zhong M, Zhang W, Wang Z. Inhibition of vascular smooth muscle cells premature senescence with rutin attenuates and stabilizes diabetic atherosclerosis. J Nutr Biochem. 2018 Jan;51:91-98. doi: 10.1016/j.jnutbio.2017.09.012. Epub 2017 Sep 28. PMID: 29107826.

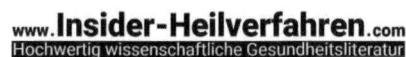

(235) Khandare AL, Rao GS, Lakshmaiah N. Effect of tamarind ingestion on fluoride excretion in humans. Eur J Clin Nutr. 2002 Jan;56(1):82-5. doi: 10.1038/sj.ejcn.1601287. PMID: 11840184.

(236) Khandare AL, Kumar P U, Shanker RG, Venkaiah K, Lakshmaiah N. Additional beneficial effect of tamarind ingestion over defluoridated water supply to adolescent boys in a fluorotic area. Nutrition. 2004 May;20(5):433-6. doi: 10.1016/j.nut.2004.01.007. PMID: 15105030.

(237) Im EJ, Yayeh T, Park SJ, Kim SH, Goo YK, Hong SB, Son YM, Kim SD, Rhee MH. Antiatherosclerotic effect of korean red ginseng extract involves regulator of g-protein signaling 5. Evid Based Complement Alternat Med. 2014;2014:985174. doi: 10.1155/2014/985174. Epub 2014 Dec 24. PMID: 25610490; PMCID: PMC4290152.

(238) Wan JB, Lee SM, Wang JD, Wang N, He CW, Wang YT, Kang JX. Panax notoginseng reduces atherosclerotic lesions in ApoE-deficient mice and inhibits TNF-alpha-induced endothelial adhesion molecule expression and monocyte adhesion. J Agric Food Chem. 2009 Aug 12;57(15):6692-7. doi: 10.1021/jf900529w. PMID: 19722574.

(239) Chan GH, Law BY, Chu JM, Yue KK, Jiang ZH, Lau CW, Huang Y, Chan SW, Ying-Kit Yue P, Wong RN. Ginseng extracts restore high-glucose induced vascular dysfunctions by altering triglyceride metabolism and downregulation of atherosclerosis-related genes. Evid Based Complement Alternat Med. 2013;2013:797310. doi: 10.1155/2013/797310. Epub 2013 Sep 30. PMID: 24194784; PMCID: PMC3806155.

(240) Ma SR, Tong Q, Lin Y, Pan LB, Fu J, Peng R, Zhang XF, Zhao ZX, Li Y, Yu JB, Cong L, Han P, Zhang ZW, Yu H, Wang Y, Jiang JD. Berberine treats atherosclerosis via a vitamine-like effect down-regulating Choline-TMA-TMAO production pathway in gut microbiota. Signal Transduct Target Ther. 2022 Jul 7;7(1):207. doi: 10.1038/s41392-022-01027-6. PMID: 35794102; PMCID: PMC9259588.

(241) Ke X, Huang Y, Li L, Xin F, Xu L, Zhang Y, Zeng Z, Lin F, Song Y. Berberine Attenuates Arterial Plaque Formation in Atherosclerotic Rats with Damp-Heat Syndrome via Regulating Autophagy. Drug Des Devel Ther. 2020 Jun 23;14:2449-2460. doi: 10.2147/DDDT.S250524. PMID: 32606611; PMCID: PMC7320883.

(242) Wu M, Yang S, Wang S, Cao Y, Zhao R, Li X, Xing Y, Liu L. Effect of Berberine on Atherosclerosis and Gut Microbiota Modulation and Their Correlation in High-Fat Diet-Fed ApoE-/- Mice. Front Pharmacol. 2020 Mar 13;11:223. doi: 10.3389/fphar.2020.00223. PMID: 32231564; PMCID: PMC7083141.

(243) Salnikow K. Role of iron in cancer. Semin Cancer Biol. 2021 Nov;76:189-194. doi: 10.1016/j.semcancer.2021.04.001. Epub 2021 Apr 24. PMID: 33901632.

(244) Arruda LF, Arruda SF, Campos NA, de Valencia FF, Siqueira EM. Dietary iron concentration may influence aging process by altering oxidative stress in tissues of adult rats. PLoS One. 2013 Apr 12;8(4):e61058. doi: 10.1371/journal.pone.0061058. PMID: 23593390; PMCID: PMC3625229.

(245) Mangan D. Iron: an underrated factor in aging. Aging (Albany NY). 2021 Oct 6;13(19):23407-23415. doi: 10.18632/aging.203612. Epub 2021 Oct 6. PMID: 34613935; PMCID: PMC8544343.

(246) Chau LY. Iron and atherosclerosis. Proc Natl Sci Counc Repub China B. 2000 Oct;24(4):151-5. PMID: 11087066.

(247) Vinchi F, Porto G, Simmelbauer A, Altamura S, Passos ST, Garbowski M, Silva AMN, Spaich S, Seide SE, Sparla R, Hentze MW, Muckenthaler MU. Atherosclerosis is aggravated by iron overload and ameliorated by dietary and pharmacological iron restriction. Eur Heart J. 2020 Jul 21;41(28):2681-2695. doi: 10.1093/eurheartj/ehz112. PMID: 30903157.

(248) Carota G, Distefano A, Spampinato M, Giallongo C, Broggi G, Longhitano L, Palumbo GA, Parenti R, Caltabiano R, Giallongo S, Di Rosa M, Polosa R, Bramanti V, Vicario N, Li Volti G, Tibullo D. Neuroprotective Role of α-Lipoic Acid in Iron-Overload-Mediated Toxicity and Inflammation in In Vitro and In Vivo Models. Antioxidants (Basel). 2022 Aug 18;11(8):1596. doi: 10.3390/antiox11081596. Erratum in: Antioxidants (Basel). 2023 Dec 12;12(12): PMID: 36009316; PMCID: PMC9405239.

(249) Camiolo G, Tibullo D, Giallongo C, Romano A, Parrinello NL, Musumeci G, Di Rosa M, Vicario N, Brundo MV, Amenta F, Ferrante M, Copat C, Avola R, Li Volti G, Salvaggio A, Di Raimondo F, Palumbo GA. α-Lipoic Acid Reduces Iron-induced Toxicity and Oxidative Stress in a Model of Iron Overload. Int J Mol Sci. 2019 Jan 31;20(3):609. doi: 10.3390/ijms20030609. PMID: 30708965; PMCID: PMC6387298.

(250) Sharifi-Zahabi E, Abdollahzad H, Mostafa Nachvak S, Moloudi J, Golpayegani MR, Asiaei S, Rezavand L, Iraji Z, Jamshidi K. Effects of alpha lipoic acid on iron overload, lipid profile and oxidative stress indices in β-thalassemia major patients: A cross-over randomised controlled clinical trial. Int J Clin Pract. 2021 Jun;75(6):e14062. doi: 10.1111/ijcp.14062. Epub 2021 Feb 21. PMID: 33527721.

(251) Rodríguez M, Ringstad L, Schäfer P, Just S, Hofer HW, Malmsten M, Siegel G. Reduction of atherosclerotic nanoplaque formation and size by Ginkgo biloba (EGb 761) in cardiovascular high-risk patients. Atherosclerosis. 2007 Jun;192(2):438-44. doi: 10.1016/j.atherosclerosis.2007.02.021. Epub 2007 Mar 29. PMID: 17397850.

(252) Wei JM, Wang X, Gong H, Shi YJ, Zou Y. Ginkgo suppresses atherosclerosis through downregulating the expression of connexin 43 in rabbits. Arch Med Sci. 2013 Apr 20;9(2):340-6. doi: 10.5114/aoms.2013.34416. Epub 2013 Apr 9. PMID: 23671447; PMCID: PMC3648825.

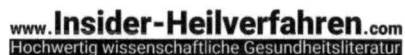

(253) Wang Y, Xu Y, Xu X, Wang H, Wang D, Yan W, Zhu J, Hao H, Wang G, Cao L, Zhang J. Ginkgo biloba extract ameliorates atherosclerosis via rebalancing gut flora and microbial metabolism. Phytother Res. 2022 Jun;36(6):2463-2480. doi: 10.1002/ptr.7439. Epub 2022 Mar 21. PMID: 35312112.

(254) Jung F, Mrowietz C, Kiesewetter H, Wenzel E. Effect of Ginkgo biloba on fluidity of blood and peripheral microcirculation in volunteers. Arzneimittelforschung. 1990 May;40(5):589-93. PMID: 2383302.

(255) Chung HS, Harris A, Kristinsson JK, Ciulla TA, Kagemann C, Ritch R. Ginkgo biloba extract increases ocular blood flow velocity. J Ocul Pharmacol Ther. 1999 Jun;15(3):233-40. doi: 10.1089/jop.1999.15.233. PMID: 10385132.

(256) Wu Y, Li S, Cui W, Zu X, Du J, Wang F. Ginkgo biloba extract improves coronary blood flow in healthy elderly adults: role of endothelium-dependent vasodilation. Phytomedicine. 2008 Mar;15(3):164-9. doi: 10.1016/j.phymed.2007.12.002. Epub 2008 Feb 6. PMID: 18258419.

(257) Mehlsen J, Drabaek H, Wiinberg N, Winther K. Effects of a Ginkgo biloba extract on forearm haemodynamics in healthy volunteers. Clin Physiol Funct Imaging. 2002 Nov;22(6):375-8. doi: 10.1046/j.1475-097x.2002.00445.x. PMID: 12464140.

(258) Nishida S, Satoh H. Mechanisms for the vasodilations induced by Ginkgo biloba extract and its main constituent, bilobalide, in rat aorta. Life Sci. 2003 Apr 25;72(23):2659-67. doi: 10.1016/s0024-3205(03)00177-2. PMID: 12672511.

(259) Masoumi O, Shahzadi M, Kordbacheh P, Zaini F, Mahmoudi S, Mahmoudi M, Bahreini H, Safara M, Mirhendi H. Detection of Fungal Elements in Atherosclerotic Plaques Using Mycological, Pathological and Molecular Methods. Iran J Public Health. 2015 Aug;44(8):1121-5. PMID: 26587476; PMCID: PMC4645732.

(260) Rivera-Yañez CR, Ruiz-Hurtado PA, Reyes-Reali J, Mendoza-Ramos MI, Vargas-Díaz ME, Hernández-Sánchez KM, Pozo-Molina G, Méndez-Catalá CF, García-Romo GS, Pedroza-González A, Méndez-Cruz AR, Nieto-Yañez O, Rivera-Yañez N. Antifungal Activity of Mexican Propolis on Clinical Isolates of Candida Species. Molecules. 2022 Sep 1;27(17):5651. doi: 10.3390/molecules27175651. PMID: 36080417; PMCID: PMC9457601.

(261) Ota C, Unterkircher C, Fantinato V, Shimizu MT. Antifungal activity of propolis on different species of Candida. Mycoses. 2001 Nov;44(9-10):375-8. doi: 10.1046/j.1439-0507.2001.00671.x. PMID: 11766101.

(262) Zu Y, Yu H, Liang L, Fu Y, Efferth T, Liu X, Wu N. Activities of ten essential oils towards Propionibacterium acnes and PC-3, A-549 and MCF-7 cancer cells. Molecules. 2010 Apr 30;15(5):3200-10. doi: 10.3390/molecules15053200. PMID: 20657472; PMCID: PMC6263286.

(263) Xie Y, Liu X, Zhou P. In vitro Antifungal Effects of Berberine Against Candida spp. In Planktonic and Biofilm Conditions. Drug Des Devel Ther. 2020 Jan 9;14:87-101. doi: 10.2147/DDDT.S230857. PMID: 32021094; PMCID: PMC6957002.

(264) Zheng D, Yue D, Shen J, Li D, Song Z, Huang Y, Yong J, Li Y. Berberine inhibits Candida albicans growth by disrupting mitochondrial function through the reduction of iron absorption. J Appl Microbiol. 2023 Nov 1;134(11):lxad276. doi: 10.1093/jambio/lxad276. PMID: 37994672.

(265) Liu CH, Huang HY. In vitro anti-propionibacterium activity by curcumin containing vesicle system. Chem Pharm Bull (Tokyo). 2013;61(4):419-25. doi: 10.1248/cpb.c12-01043. PMID: 23546001.

(266) Meccatti VM, Oliveira JR, Figueira LW, Lagareiro Netto AA, Zamarioli LS, Marcucci MC, Camargo SEA, Carvalho CAT, Oliveira LD. Rosmarinus officinalis L. (rosemary) extract has antibiofilm effect similar to the antifungal nystatin on Candida samples. An Acad Bras Cienc. 2021 Apr 30;93(2):e20190366. doi: 10.1590/0001-3765202120190366. PMID: 33950151.

(267) Lemar KM, Turner MP, Lloyd D. Garlic (Allium sativum) as an anti-Candida agent: a comparison of the efficacy of fresh garlic and freeze-dried extracts. J Appl Microbiol. 2002;93(3):398-405. doi: 10.1046/j.1365-2672.2002.01707.x. PMID: 12174037.

(268) Hajifathali S, Lesan S, Lotfali E, Salimi-Sabour E, Khatibi M. Investigation of the antifungal effects of curcumin against nystatin-resistant Candida albicans. Dent Res J (Isfahan). 2023 Apr 26;20:50. PMID: 37304423; PMCID: PMC10247873.

(269) Adam S. Mousa, Shaker A. Mousa,
Cellular effects of garlic supplements and antioxidant vitamins in lowering marginally high blood pressure in humans: pilot study,
Nutrition Research, Volume 27, Issue 2, 2007, Pages 119-123, ISSN 0271-5317,
https://doi.org/10.1016/j.nutres.2007.01.001.
(https://www.sciencedirect.com/science/article/pii/S027153170700022X)

(270) Tailford KA, Berry CL, Thomas AC, Campbell JH. A casein variant in cow's milk is atherogenic. Atherosclerosis. 2003 Sep;170(1):13-9. doi: 10.1016/s0021-9150(03)00131-x. PMID: 12957678.

(271) Hu FB, Stampfer MJ, Manson JE, Rimm EB, Wolk A, Colditz GA, Hennekens CH, Willett WC. Dietary intake of alpha-linolenic acid and risk of fatal ischemic heart disease among women. Am J Clin Nutr. 1999 May;69(5):890-7. doi: 10.1093/ajcn.69.5.890. PMID: 10232627.

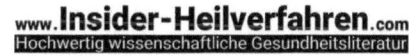

(272) Albert CM, Oh K, Whang W, Manson JE, Chae CU, Stampfer MJ, Willett WC, Hu FB. Dietary alpha-linolenic acid intake and risk of sudden cardiac death and coronary heart disease. Circulation. 2005 Nov 22;112(21):3232-8. doi: 10.1161/CIRCULATIONAHA.105.572008. PMID: 16301356.

(273) Fontana L, Meyer TE, Klein S, Holloszy JO. Long-term calorie restriction is highly effective in reducing the risk for atherosclerosis in humans. Proc Natl Acad Sci U S A. 2004 Apr 27;101(17):6659-63. doi: 10.1073/pnas.0308291101. Epub 2004 Apr 19. PMID: 15096581; PMCID: PMC404101.

(274) López-Domènech S, Martínez-Herrera M, Abad-Jiménez Z, Morillas C, Escribano-López I, Díaz-Morales N, Bañuls C, Víctor VM, Rocha M. Dietary weight loss intervention improves subclinical atherosclerosis and oxidative stress markers in leukocytes of obese humans. Int J Obes (Lond). 2019 Nov;43(11):2200-2209. doi: 10.1038/s41366-018-0309-5. Epub 2019 Jan 8. PMID: 30622308.

(275) Ferraz-Bannitz R, Beraldo RA, Peluso AA, Dall M, Babaei P, Foglietti RC, Martins LM, Gomes PM, Marchini JS, Suen VMM, de Freitas LCC, Navegantes LC, Pretti MAM, Boroni M, Treebak JT, Mori MA, Foss MC, Foss-Freitas MC. Dietary Protein Restriction Improves Metabolic Dysfunction in Patients with Metabolic Syndrome in a Randomized, Controlled Trial. Nutrients. 2022 Jun 28;14(13):2670. doi: 10.3390/nu14132670. PMID: 35807851; PMCID: PMC9268415.

(276) McGilvrey M, Fortier B, Tero B, Cooke D, Cooper E, Walker J, Koza R, Ables G, Liaw L. Effects of dietary methionine restriction on age-related changes in perivascular and beiging adipose tissues in the mouse. Obesity (Silver Spring). 2023 Jan;31(1):159-170. doi: 10.1002/oby.23583. Epub 2022 Dec 13. PMID: 36513498; PMCID: PMC9780157.

(277) Kostogrys RB, Franczyk-Żarów M, Maślak E, Gajda M, Mateuszuk L, Jackson CL, Chłopicki S. Low carbohydrate, high protein diet promotes atherosclerosis in apolipoprotein E/low-density lipoprotein receptor double knockout mice (apoE/LDLR(-/-)). Atherosclerosis. 2012 Aug;223(2):327-31. doi: 10.1016/j.atherosclerosis.2012.05.024. Epub 2012 Jun 17. PMID: 22771189.

(278) Bui C, Petrofsky J, Berk L, Shavlik D, Remigio W, Montgomery S. Acute effect of a single high-fat meal on forearm blood flow, blood pressure and heart rate in healthy male Asians and Caucasians: a pilot study. Southeast Asian J Trop Med Public Health. 2010 Mar;41(2):490-500. PMID: 20578534; PMCID: PMC3170142.

(279) Noto H, Goto A, Tsujimoto T, Noda M. Low-carbohydrate diets and all-cause mortality: a systematic review and meta-analysis of observational studies. PLoS One. 2013;8(1):e55030. doi: 10.1371/journal.pone.0055030. Epub 2013 Jan 25. Erratum in: PLoS One. 2019 Feb 7;14(2):e0212203. PMID: 23372809; PMCID: PMC3555979.

(280) Lan TH, Huang XQ, Tan HM. Vascular fibrosis in atherosclerosis. Cardiovasc Pathol. 2013 Sep-Oct;22(5):401-7. doi: 10.1016/j.carpath.2013.01.003. Epub 2013 Jan 30. PMID: 23375582.

(305) Booyens J, Engelbrecht P, le Roux S, Louwrens CC, Van der Merwe CF, Katzeff IE. Some effects of the essential fatty acids linoleic acid and alpha-linolenic acid and of their metabolites gamma-linolenic acid, arachidonic acid, eicosapentaenoic acid, docosahexaenoic acid, and of prostaglandins A1 and E1 on the proliferation of human osteogenic sarcoma cells in culture. Prostaglandins Leukot Med. 1984 Jul;15(1):15-33. doi: 10.1016/0262-1746(84)90053-2. PMID: 6089235.

(600) Estimates of optimal vitamin D status
Dawson-Hughes B, Heaney RP, Holick MF, Lips P, Meunier PJ, Vieth R. Estimates of optimal vitamin D status. Osteoporos Int. 2005 Jul;16(7):713-6. doi: 10.1007/s00198-005-1867-7. Epub 2005 Mar 18. PMID: 15776217.

(601) Schätzung der optimalen Serumkonzentrationen von 25-Hydroxyvitamin D für multiple Gesundheitsergebnisse
Bischoff-Ferrari HA, Giovannucci E, Willett WC, Dietrich T, Dawson-Hughes B. Estimation of optimal serum concentrations of 25-hydroxyvitamin D for multiple health outcomes. Am J Clin Nutr. 2006 Jul;84(1):18-28. doi: 10.1093/ajcn/84.1.18. Erratum in: Am J Clin Nutr. 2006 Nov;84(5):1253. Dosage error in published abstract; MEDLINE/PubMed abstract corrected. Erratum in: Am J Clin Nutr. 2007 Sep;86(3):809. Dosage error in published abstract; MEDLINE/PubMed abstract corrected. PMID: 16825677.

(602) Serumkonzentrationen von 1,25-Dihydroxyvitamin D bei Osteomalazie, Nebenschilddrüsenfunktionsstörungen und idiopathischer Hyperkalziurie
Audran M, Renier JC, Jallet P, Bidet M, Basle MF, Seret P. Etude des concentrations sériques en 1,25-dihydroxyvitamine D dans des cas d'ostéomalacie, de dysfonctionnement parathyroïdien et d'hypercalciurie idiopathique [Serum concentrations of 1,25-dihydroxyvitamin D in cases of osteomalacia, parathyroid dysfunction and idiopathic hypercalciuria]. Rev Rhum Mal Osteoartic. 1987 Feb;54(2):163-9. French. PMID: 3563383.

(719) Moat SJ, Ashfield-Watt PA, Powers HJ, Newcombe RG, McDowell IF. Effect of riboflavin status on the homocysteine-lowering effect of folate in relation to the MTHFR (C677T) genotype. Clin Chem. 2003 Feb;49(2):295-302. doi: 10.1373/49.2.295. PMID: 12560354.

(720) Wiklund O, Fager G, Andersson A, Lundstam U, Masson P, Hultberg B. N-acetylcysteine treatment lowers plasma homocysteine but not serum lipoprotein(a) levels. Atherosclerosis. 1996 Jan 5;119(1):99-106. doi: 10.1016/0021-9150(95)05635-1. PMID: 8929261.

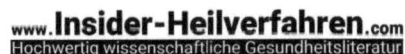

(721) Norsidah KZ, Asmadi AY, Azizi A, Faizah O, Kamisah Y. Palm tocotrienol-rich fraction reduced plasma homocysteine and heart oxidative stress in rats fed with a high-methionine diet. J Physiol Biochem. 2013 Sep;69(3):441-9. doi: 10.1007/s13105-012-0226-3. Epub 2012 Dec 4. PMID: 23208529.

(722) Lee JE, Jacques PF, Dougherty L, Selhub J, Giovannucci E, Zeisel SH, Cho E. Are dietary choline and betaine intakes determinants of total homocysteine concentration? Am J Clin Nutr. 2010 May;91(5):1303-10. doi: 10.3945/ajcn.2009.28456. Epub 2010 Mar 10. PMID: 20219967; PMCID: PMC2854904.

(855) Guarnieri S, Riso P, Porrini M. Orange juice vs vitamin C: effect on hydrogen peroxide-induced DNA damage in mononuclear blood cells. Br J Nutr. 2007 Apr;97(4):639-43. doi: 10.1017/S0007114507657948. PMID: 17349075.

(856) Birjmohun RS, Hutten BA, Kastelein JJ, Stroes ES. Efficacy and safety of high-density lipoprotein cholesterol-increasing compounds: a meta-analysis of randomized controlled trials. J Am Coll Cardiol. 2005 Jan 18;45(2):185-97. doi: 10.1016/j.jacc.2004.10.031. PMID: 15653014.

(867) Luria MH. Effect of low-dose niacin on high-density lipoprotein cholesterol and total cholesterol/high-density lipoprotein cholesterol ratio. Arch Intern Med. 1988 Nov;148(11):2493-5. PMID: 3190381.

(868) Artemeva NV, Safarova MS, Ezhov MV, Afanasieva OI, Dmitrieva OA, Pokrovsky SN. Lowering of lipoprotein(a) level under niacin treatment is dependent on apolipoprotein(a) phenotype. Atheroscler Suppl. 2015 May;18:53-8. doi: 10.1016/j.atherosclerosissup.2015.02.008. PMID: 25936305.

(869) Kashyap ML, Ganji S, Nakra NK, Kamanna VS. Niacin for treatment of nonalcoholic fatty liver disease (NAFLD): novel use for an old drug? J Clin Lipidol. 2019 Nov-Dec;13(6):873-879. doi: 10.1016/j.jacl.2019.10.006. Epub 2019 Oct 14. PMID: 31706905.

(870) Nagai A, Matsumiya H, Hayashi M, Yasui S, Okamoto H, Konno K. Effects of nicotinamide and niacin on bleomycin-induced acute injury and subsequent fibrosis in hamster lungs. Exp Lung Res. 1994 Jul-Aug;20(4):263-81. doi: 10.3109/01902149409064387. PMID: 7527336.

(871) Ganji S, Hoa N, Kamanna J, Kamanna VS, Kashyap ML. Niacin regresses collagen content in human hepatic stellate cells from liver transplant donors with fibrotic non-alcoholic steatohepatitis (NASH). Am J Transl Res. 2022 Jun 15;14(6):4006-4014. PMID: 35836902; PMCID: PMC9274597.

Bildnachweise

Coverfoto: © Magicmine, iStockphoto.com

Seite 70 (Capsaicin): Bild von tookapic auf Pixabay
Seite 74 (Mariendistel (Silymarin): © Images licensed by Ingram Image
Seite 77 (Knoblauch): © Images licensed by Ingram Image
Seite 88 (Rosmarinextrakt): © Images licensed by Ingram Image
Seite 101 (Ginkgo): Bild von Leopictures auf Pixabay
Seite 105 (Apfelessig): © Images licensed by Ingram Image
Seite 110 (Granatapfel): © Images licensed by Ingram Image

Impressum

Der Autor Christian Meyer-Esch beschäftigt sich seit 20 Jahren
intensiv mit ganzheitlicher Medizin. Er prüft wissenschaftlichen Studien und
Erfahrungsberichte weltweit, um Lösungen, insbesondere für schwer behandelbare
Krankheiten zu finden. Zu seinem Schwerpunkt zählt vor allem die Ursachenforschung.

Herausgeber:
Insider-Heilverfahren.com
Christian Meyer-Esch
Haben Sie Fragen, Anregungen oder Kritik, senden Sie gerne
eine e-Mail: mail@insider-heilverfahren.com

Vertrieb:
Books on demand, Norderstedt

Hat Ihnen dieses Buch gefallen?
Unterstützen Sie meine Arbeit gerne durch eine **Rezension** in einem der vielen Buch-Shops.
Ich weiß das sehr zu schätzen!

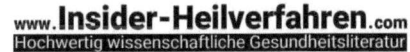

Einige meiner weiteren Bücher könnten Sie auch interessieren:

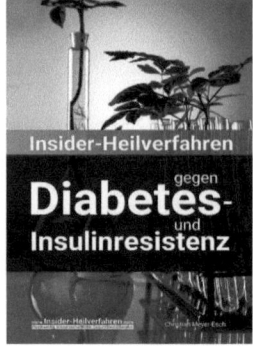

Insider-Heilverfahren gegen Diabetes- und Insulinresistenz

Obwohl die Mehrheit der Schulmediziner nach wie vor an Zucker als Ursache für Diabetes glaubt, kommen immer mehr Insider zu dem Schluss, dass die Ursache von Diabetes nicht Zucker ist, sondern eine Verfettung der Zellen. Auch sehr schlanke Menschen können innerlich verfettet sein. In diesem umfassenden Ratgeber erfahren Sie, wie Sie Ihre Organe und Gewebe entfetten und die Insulinsensitivität der Zellen wiederherstellen. Zahlreiche Insider-Heilverfahren gegen Diabetes- und Insulinresistenz warten auf Sie!

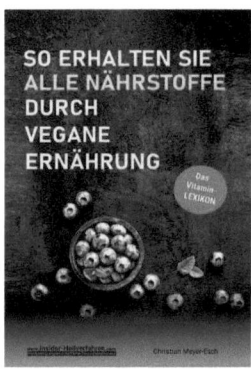

So erhalten Sie alle Nährstoffe durch vegane Ernährung

Der menschliche Körper braucht gut 50 essentielle Nährstoffe, die wir zwingend mit der Nahrung aufnehmen müssen, um nicht krank zu werden. In diesem Buch erfahren Sie, was diese essentiellen Nährstoffe im Körper bewirken und in welchen veganen/pflanzlichen Lebensmitteln sie am meisten vorkommen. Abgerundet wird das Buch mit je 5 Rezept-Vorschlägen pro Nährstoff. Zahlreiche farbige Abbildungen machen Appetit auf eine gesunde, extrem nährstoffreiche Ernährung.

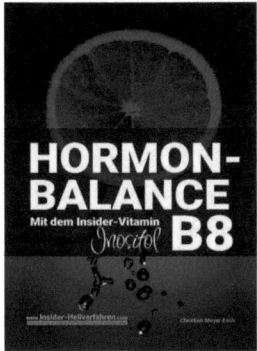

HORMON-BALANCE mit dem Insider-Vitamin B8 Inositol

Der Hormonhaushalt vieler Menschen ist außer Kontrolle geraten. Was viele nicht wissen: Ein einfaches B-Vitamin, welches vor einigen Jahren aus dem Vitamin-Katalog gestrichen wurde, kann sämtliche Hormone wieder ins Gleichgewicht bringen. Schnell, einfach, billig und ohne Nebenwirkungen.

Viele gesundheitliche Probleme wie prämenstruelles Syndrom, unerwünschte Körperbehaarung bei Frauen, Akne, fettige Haut, Haarausfall- und Glatzenbildung, aber auch Depressionen und andere psychische Probleme sowie Unfruchtbarkeit wurden bereits erfolgreich mit Vitamin B8 Inositol geheilt.

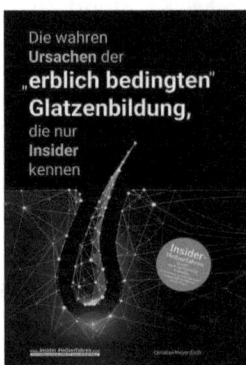

Die wahren Ursachen der "erblich bedingten" Glatzenbildung, die nur Insider kennen

Die Glatze ist ein degenerativer Prozess aus Verkalkung und Vernarbung, dem Entzündungsprozesse vorausgehen und in einer starken Durchblutungsstörung und Sauerstoffmangel mündet.

- In diesem Buch erfahren Sie Insider-Wissen nach den neuesten wissenschaftlichen Erkenntnissen, von dem auch die meisten Ärzte und Heilpraktiker heute noch nichts wissen.

- Was bislang <u>wirklich</u> geholfen hat.

- Mit zahlreichen wissenschaftlichen Studien, Erfahrungsberichten und Vorher-Nachher-Fotos.

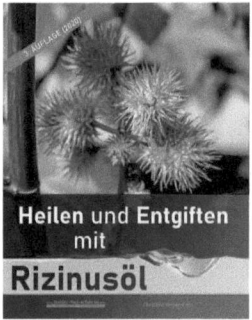

Heilen und Entgiften mit Rizinusöl

Rizinusöl kennen die meisten Menschen lediglich als Abführmittel. Doch bislang nur in Insider-Kreisen bekannt, ist die Tatsache, dass mit Hilfe von Rizinusöl bereits ein ganzes Dutzend Krankheiten geheilt wurden. Ob schwere Allergien, Tinnitus, Haarausfall / Glatzenbildung, Histamin-Intoleranz, Akne, Migräne und sogar Kurzsichtigkeit und vieles mehr. Zusätzlich gibt das Buch Fachinformationen über den genauen Wirkmechanismus und die Prostaglandine. Sie erfahren eine genaue Anleitung zur Entgiftung und alles, was Sie über Rizinusöl wissen müssen.

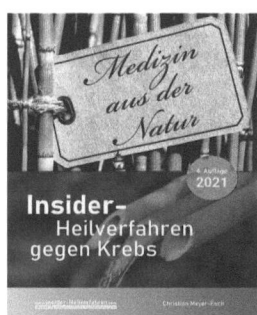

Insider-Heilverfahren gegen Krebs

In diesem smarten, wissenschaftlich fundierten Ratgeber steht alles, was ein Krebs-Patient wissen MUSS: Rund 70 alternative Krebstherapien mit zahlreichen Studien, Erfahrungsberichten, Dosierungs-Richtwerten, Kosten und Bezugsquellen. Dieses Buch beweist mit zahlreichen Studien, dass die Krebsforschung deutlich weiter ist, als man uns in den Mainstream-Medien und der Schulmedizin erzählt. Es werden zahlreiche Heilverfahren vorgestellt (darunter u.a. organisches Germanium, intravenöses Vitamin C, Salvestrol, Melatonin, um nur einige zu nennen), die in wissenschaftlichen Studien, teils sogar in Fall-Studien an Menschen, nachweislich zur Heilung geführt haben.

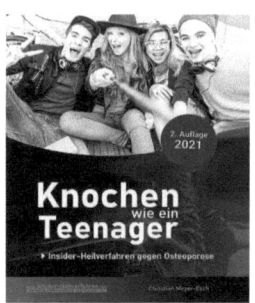

Knochen wie ein Teenager: Insider-Heilverfahren gegen Osteoporose

Bei Osteoporose denken die meisten Menschen an Wechseljahre, Calcium- und Vitamin D-Mangel. Dass es in Wirklichkeit aber ganz anders ist, beweist dieses Buch mit zahlreichen Studien-Quellen. Je älter wir werden, desto mehr VERkalken (!) so ziemlich alle unsere Organe und Gewebe.

So schützen Sie sich vor Herzinfarkt, Schlaganfall und Thrombose

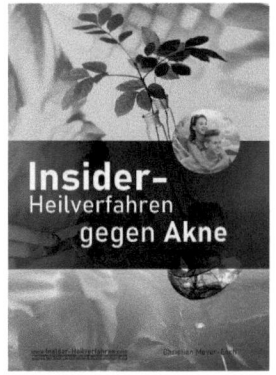

Insider-Heilverfahren gegen Akne

Schluss mit der ewigen Schmiererei! Akne kommt von innen. Hauterkrankungen wie Akne sind nicht nur unter jungen Erwachsenen (Jugendlichen) ein Problem. Es herrscht der weit verbreitete Irrglaube, es würde so etwas wie eine „Pubertäts-Akne" geben. Doch warum gibt es dann so viele Jugendliche, die keine Akne haben? Die Pubertät kann Akne also bestenfalls begünstigen, aber niemals auslösen. In diesem Buch erfahren Sie Insider-Ursachen und Insider-Heilverfahren, die selbst in alternativmedizinischen Kreisen kaum bekannt sind. Sie lernen die wahren Ursachen von Akne kennen und wie Sie diese ganz leicht beheben können.

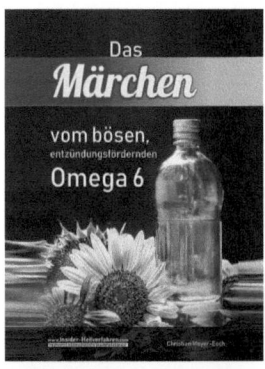

Das Märchen vom bösen, entzündungsfördernden Omega 6

Omega 3-Fettsäuren sind in aller Munde. Es wird der Anschein erweckt, als seien wir mit Omega 6 maßlos überversorgt und es würde lediglich an Omega 3 mangeln. Doch ganz so einfach ist es nicht. Denn auch die Omega 6-Fettsäuren sind sehr gesund und konnten bereits zahlreiche Krankheiten lindern und heilen.

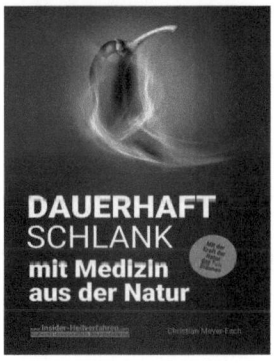

DAUERHAFT SCHLANK mit Medizin aus der Natur

In diesem Buch erfahren Sie zahlreiche Naturheilmittel, mit welchen das Fett von Weiß zu Braun umgewandelt werden kann. Dies ermöglicht dem Körper, auf überschüssige Kalorien mit einer starken Fettverbrennung zu reagieren. Menschen, die sehr viel essen können ohne dick zu werden, haben sehr viel braunes Fett. Während Menschen, die zu Übergewicht neigen, einen großen Mangel haben.